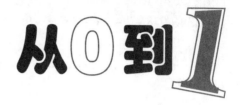

眼健康管理从0到1

刁红星 林浩添　主编

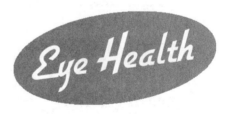

U0385750

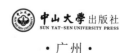

中山大学出版社
SUN YAT-SEN UNIVERSITY PRESS

·广州·

图书在版编目（CIP）数据

眼健康管理从 0 到 1／刁红星，林浩添主编. —广州：中山大学出版社，2020.10

ISBN 978 – 7 – 306 – 06968 – 9

Ⅰ. ①眼… Ⅱ. ①刁… ②林… Ⅲ. ①眼—保健—基本知识 Ⅳ. ①R77

中国版本图书馆 CIP 数据核字（2020）第 178007 号

出 版 人：**王天琪**
策划编辑：嵇春霞
责任编辑：李先萍
封面设计：刘　犇
责任校对：姜星宇
责任技编：何雅涛
出版发行：中山大学出版社
电　　话：编辑部 020 - 84110771，84110283，84113349，84110779
　　　　　发行部 020 - 84111998，84111981，84111160
地　　址：广州市新港西路 135 号
邮　　编：510275　　　　传　真：020 - 84036565
网　　址：http：//www.zsup.com.cn　E-mail：zdcbs@mail.sysu.edu.cn
印 刷 者：佛山市浩文彩色印刷有限公司
规　　格：787mm×1092mm　1/16　16.875 印张　238 千字
版次印次：2020 年 10 月第 1 版　　2020 年 10 月第 1 次印刷
定　　价：52.00 元

本书编委会

主　审　胡志城

主　编　刁红星　林浩添

副主编　林　智　周　俊　张和宁　叶青青

编　者　（按姓氏笔画为序）

刁红星　于水明　王忠浩

王海照　卢金华　叶青青

叶慧菁　刘文彦　刘爱辉

李　雁　李星仪　肖赛男

陈林兴　邵裕粟　张和宁

杨雅涵　林浩添　林　智

罗懿琦　周　胜　周　俊

赵　静　郭泽莉　崔婷欣

·序·

由刁红星和林浩添两位眼科专家共同主编的全新著作《眼健康管理从 0 到 1》在 2020 年"诞生",着实切合时宜。该书内容丰富,全书共有六篇,每一篇分成许多小节,用清晰的编排和一目了然的问答形式,激发读者阅读兴趣的同时也便于读者使用及参考。

第一篇介绍了眼健康管理的概念,以及国内外给眼科医生和眼科视光师提供教育和培训的知名机构,介绍了相关眼科学科所涵盖的基本主题,也介绍了儿童、青少年和老人眼睛健康检查的新颖方法。

第二篇介绍了综合眼科视光检查的程序及准则。本篇描述了大量测试和使用所需仪器的细节,并阐述了在提供综合眼科视光检查服务时,眼保健专业人员所需的知识和使用复杂仪器的技能。

第三篇讨论了各种眼睛疾病相关的体征和症状,包括屈光问题、视觉疲劳、弱视、低视能、白内障、退化性视网膜黄斑病变、青光眼、糖尿病视网膜病变等。此外,本篇还探讨了与眼睛有关的系统性疾病。

第四篇主要探讨在眼健康管理的背景下如何治疗眼睛疾病。本篇详细介绍了使用眼镜、隐形眼镜和低视能辅助工具进行屈光不正的光学治疗,同时又涵盖了当前各种控制近视的方法,以及针对不同眼睛疾病的视觉疗法和激光疗法。在眼疾病管理方面,本篇不仅就常见眼睛疾病提供治疗方法，更为一些罕见眼睛疾病提供治疗方案。针对多种不同的眼睛疾病，作者详列对应的治疗药物和推荐剂量。除药物治疗外，本篇还探讨眼前段和后段的外科手术。

第五篇阐述了眼健康自我管理的重要性，并提出了一些简单的方法来保护自己的眼睛免受感染。此外，作者提倡大众应定期接受由眼保健专业人员提供的基层眼睛护理服务，并强调饮食、阅读姿势、照明和户外活动等生活要素对眼睛护理的重要性。

第六篇介绍人工智能（AI）的临床应用。作者跟读者分享了开发新颖又充满创意的人工智能临床应用时的经历，也提示人工智能通过其收集大量数据的能力可以在不久的将来代替眼科视光师和眼科医生进行部分常规程序操作，从而给专业人员带来可见的挑战。

概括而言，这部著作的全面程度可谓等同涵盖了眼睛健康从 A 到 Z。主编以如此全面的方式将眼健康管理的大部分信息呈现出来，绝对是一项艰巨的任务。我借此机会祝贺所有为著作付出努力的贡献者。我认为，这部著作应纳入全国培训初级眼科住院医生和眼科视光学一年级学生的教材中，也可以作为眼健康医疗保健专业人员的实用参考书。

胡志城（George Woo），世界视光学会前主席，香港理工大学眼科视光学院、加拿大滑铁卢大学眼科视光与视觉科学学院荣休教授。

·前　言·

　　公历 2020 年，岁值庚子，新型冠状病毒侵袭全球；作为医务工作者，我们虽未能亲身投入防控一线，但深感责任重大。我们眼科人也应勇于担当，用眼科专业知识和互联网人工智能等科技平台，去传播科学的健康观念，以期提升眼病防治能力，为国家的健康事业做出应有的贡献。恰逢此时，中山大学中山眼科中心临床经验丰富且充满抱负的团队能一起完成这本与大众眼健康息息相关的书，着实是一件意义非凡的事。想到此书的顺利出版可以惠及更多眼健康从业者，以此提升其对全面眼健康的认知和实践，让大众有更高的视觉品质去享受美好的生活，我们备感欣慰。

　　近年来，国家及各部委对眼健康的关注度很高，对眼科人是机遇也是挑战。2017 年出版的《眼健康管理》一书对眼科医务人员、视光从业者和眼镜行业从业者均产生了比较大的影响，行业内也逐渐兴起一股"全民眼健康"热潮，这对全面眼健康进程而言，无疑是前进了一大步。

　　本书命名为《眼健康管理从 0 到 1》，是基于《眼健康管理专家共识 2017》中对促进眼健康的工作要求。针对如何提高眼健康从业人员的综合素质与沟通技能，本书通过丰富的专业术语和科普答疑的形式对相关内容做出了详细的梳理和规划。书中内容涉及面较广，专业科普知识较多，为了方便读者使用和参考，大部分内容都是以问答的形式展现。本书难度介于专业知识和科普知识之间，可以作为眼科医务人员、视光配镜行业人员、健康教育人员、社区卫生机构人员的自我学习读本及机构培训教材。

历史的车轮滚滚向前，人类总是在和疾病的不断斗争中成长。2019 年 6 月，国家制定《健康中国行动（2019—2030 年）》发展战略，文件围绕疾病预防和健康促进两大核心，提出促进以治病为中心向以人民健康为中心转变，努力使群众不生病、少生病的指导方针。一个保障全生命周期的健康行动已经启程，数以万计的健康产业正蓬勃发展。当下，国民眼睛健康状况不容乐观，中国青少年近视率高居世界第一，年龄相关性眼病患者随着人口增多和老龄化的加剧而增加，这些给社会和相关从业人员带来了巨大的挑战和压力。中国 14 亿国民的眼健康保障，亟须更多的一线从业人员去担当，只有从业人员的专业素质提高了，才能带领国民做好眼健康的科学防治和有效管理，中华民族才有真正的"光明未来"。希望同行通过学习此书能提升眼健康管理的业务知识，加强实践，做好科普宣教。

本书的编写和出版，得到了中山眼科中心多个技术团队和香港理工大学胡志城教授的大力协助，在此一并致谢。因时间和水平有限，书中难免有不足之处，望读者给予指正，不胜感激！

刁红星　林浩添

2020 年 5 月，广州

·目 录·

·第一篇·
眼健康相关基础知识

一、眼健康管理

（一）健康管理的概念

健康管理（managed care）最先起源于 20 世纪 50 年代末的美国。其核心内容是医疗保险机构通过对其医疗保险客户（包括疾病患者或高危人群）开展系统的健康管理，达到有效控制疾病的发生或发展，显著降低出险概率和实际医疗支出，从而减少医疗保险赔付损失的目的。最初的健康管理还包括医疗保险机构和医疗机构之间签订最经济适用处方协议，以保证医疗保险客户可以享受到较低的医疗费用，从而减轻医疗保险公司的赔付负担。现代健康管理（health management），多是指基于健康体检结果，建立专属健康档案，给出健康状况评估，并有针对性地提出个性化健康管理方案（处方）。据此，由专业人士提供一对一咨询指导和跟踪辅导服务，使目标人群从社会、心理、环境、营养、运动等多个角度得到全面的健康维护和保障服务。我们可以从三个角度进一步理解健康管理的内涵和运用。

1. 从医学角度看

随着疾病谱的变化与人们生活方式的改变，健康管理与传统的以疾病为中心的诊疗模式不同，它是以个人和群体的健康为中心，针对健康危险因素进行健康风险评估，并提供干预与指导的具有前瞻性的、全面的健康保障服务。

2. 从管理科学角度看

健康管理属于一种流程式的管理范畴，是从业人员运用医学知识、信息技术等科学手段，对健康危险因素、人体健康信息进行监测、分析、评估、指导的服务流程，从而达到对人体健康有效管理与社会健康资源优化配置的目的。

3. 从信息技术角度看

健康管理的实现离不开现代的信息科学技术。通过计算机对健康信息数据的收集、存储、分析和应用进行健康动态管理，能够提高健康管理的准确性与医生的工作效率，并为健康管理手段的改进提供科学的、可供科研的数据资源，是实现规模化健康管理的基础平台。

（二）健康管理在眼科的应用

近年来，我国健康事业蓬勃发展，人民对健康的要求也越来越高。眼健康是全民健康的重要组成部分，它以没有眼生理缺陷、眼病以及功能异常为基本条件，在此基础上拥有良好的视觉体验。给眼健康下一个确切的定义比较困难，但其涵盖的共性因素是一致的，即没有眼疾困扰、拥有完美的视觉质量、能舒适持久地获取视觉信息。

眼健康管理是通过系统的眼健康教育，树立良好的眼健康意识，减少影响眼健康的危险因素，以规范的眼健康检查、评估、转诊干预及监测随访等手段，对眼健康问题进行全程、全域式的管理，以早发现、早干预解决眼健康问题，从而达到维持、改善和提高民众视觉质量的目的。眼健康管理是一个主动的过程，走的是预防路线，主要服务的是非确切眼患者群和传统的临床治疗范畴之外的眼病患者，通过个性化管理设定眼健康管理方案，定期检查，积极干预，达到预防眼病，控制疾病发展，避免重大疾病发生，最终达到提高民众的眼健康指数和幸福指数的目的。

（三）眼健康管理的必要性及迫切性

在越来越注重眼部保健的今天，有效的眼健康管理已越来越重要。科学的眼健康管理让人的眼睛保持健康状态，并使之维持高质量视觉的能力。我国是一个有着 14 亿人口的大国，随着社会发展，人民生活水平不断提高，用眼需求也不断增大，尤其是对手机、电脑等电子产品的过度使用，以及青少年学习压力的加大，全社会的眼部健康问题正在不断接受挑战。

党的十九大报告也指出中国特色社会主义进入新时代，社会的主要矛盾已经转化为人民日益增长的美好生活需要和不平衡不充分的发展之间的矛盾。这一科学论断也高度揭示了当下国民的眼健康状况：眼健康发展区域化，眼科临床领先发展，而基础眼保健刚刚起步，人民对眼健康的需求得不到满足。因此，借鉴发达国家基础眼保健经验，推动具有中国特色社会主义新时代的眼健康管理模式建设，以满足我国民众眼健康需求，是时代的迫切要求。

（四）眼健康管理的主要内容

眼健康管理不仅仅是单一的检查或干预，而是以预防眼部疾病为主、以眼健康宣教为前提、以眼健康检查为基础、以眼健康评估为手段，再通过干预及转诊达到维护眼睛健康的目的，最后建立眼健康档案以便监测管理。具体的眼健康管理过程如下。

1. 眼健康宣教

针对目标人群开展系统的健康教育，丰富人民群众的眼健康知识，让他们对眼部结构、功能及眼病形成正确的认识，从而提升其眼保健意识，例如走进学校、社区、企业等单位开展系列眼健康知识讲座。

2. 眼健康检查

采集就诊者的眼健康信息，通过眼科基础检查、屈光检查、双眼视功能检查、眼底照相、角膜地形图等专业眼健康检查手段，最后汇总成各项检查结果。

3. 眼健康评估

根据各项检查结果，对民众的视觉功能状况及眼部健康状态进行综合性评估，并分析其眼健康危险因素，从而有针对性地进行干预。

4. 眼健康干预及转诊

对评估结果进行有效的干预处理，主要干预手段有常规的视力矫正，如框架镜、角膜接触镜矫正；眼部功能性异常的可进行视觉训练；慢性病如白内障、青光眼、干眼症等眼部疾病要提前预防；对于须进一步诊断及治疗的人群，应建立畅通的眼科转诊通道。

5. 监测随访

依托健康档案，对目标人群进行密切监测，全程随访，维持眼部长期健康。

通过有效的眼健康管理，达到眼病和视觉问题的早发现、早诊断、早干预；提高大众的眼保健意识，构建和传递关于视觉健康的重要性和接受干预的必要性的信息；在未病阶段减少致病因素，改变用眼及生活习惯，减少眼病的发生；对已发现的眼病采取基础干预和防控措施，从而降低疾病发生率，预防盲和视觉损伤。

（五）眼健康管理的目标人群

眼健康管理主要针对四类目标人群。

（1）屈光不正和老视等导致视功能异常的人群。

（2）双眼视功能异常、视疲劳、干眼症等视频终端综合征相关的眼健康问题人群。

（3）各类眼病导致的低视力康复相关眼健康问题人群，有罹患需要早期筛查的各种视功能损伤性眼病（如白内障、青光眼、高度近视眼底病变、糖尿病视网膜病变等）的高风险人群。

（4）有其他眼健康问题、适宜进行眼健康管理的人群。

（六）眼健康管理的发展前景

现阶段，眼健康管理在我国还是一个新概念，服务对象主要集中在经济收入较高的人群，公众的认知度还不够高，一些理念尚未被公众完全接受；加之我国人口密度巨大，各个年龄段的眼健康服务需求还远远得不到满足，如学龄前儿童须及时发现先天性或遗传性眼部疾病，去除影响其视力发育的异常因素，促进健康成长。青少年近视率不断增高，弱视、斜视往往被忽略，须及时进行眼健康检查及干预。中青年工作压力大，用眼需求过多，尤其长时间近距离使用电子产品，干眼人群越来越多，须进行科学的用眼指导及视疲劳干预。人口老龄化加速使与年龄相关的眼患者数日益增多，白内障、黄斑变性、青光眼、眼底病等老年性致盲眼病的健康管理是预防盲和视觉损伤的重点。而专业人员匮乏、资源分布不均、眼保健意识不强，导致广大民众眼健康需求无法得到保障。当下眼健康管理是民众的迫切之需，将眼病预防和视觉健康有机结合，具有很大的发展空间和前景。

二、眼健康管理的相关国家政策及研究进展

(一) 眼健康管理相关的国家政策

广义上，健康管理通过吸纳多行业相关资源，构建一套完整、科学、现代、多元化的服务体系，在国家层面为全国人民制订一整套完善、强大、周密的健康防御计划。健康管理的管理学意义在于研究区域卫生资源的整合以提高资源使用效率，科学调整我国国民健康战略以实现健康公平。随着经济教育水平的提高，人民对健康的迫切需求日益明显。近几年，国家连续推出健康相关政策，凸显出健康事业在国家层面的重要性，而眼健康更是健康中国的重要内容。近10年来，《全国防盲治盲规划（2006—2010 年)》和《全国防盲治盲规划(2012—2015 年)》明确了以防治主要致盲性眼病为核心、以建立防盲治盲技术指导体系为支撑、以加强县医院眼科服务能力为主要手段的工作思路，全国眼病防治工作取得了显著进展。

调查显示，2014 年，全国 50 岁以上人群眼盲的患病率与 2006 年相比下降了 27%，中重度视觉损伤的患病率与 2006 年相比下降了 16%。2015 年，我国百万人口白内障手术率（cataract surgical rate，CSR）已超过 1500，较"十一五"末期提高了 56%。但我国依然是世界上眼盲和视觉损伤患者数量最多的国家，贫困人口白内障盲的问题尚未解决，儿童、青少年屈光不正的问题也日益突出。

2016 年，习近平总书记更是提出了"健康中国"的伟大蓝图，全民健康是中华民族伟大复兴的重要一步，要倡导健康文明的生活方式，树立大卫生、大健康的观念。大健康观念的核心要义，即"为人民群众提供全方位全周期健康服务"。2016 年 10 月，中共中央、国务院印发《"健康中国 2030"规划纲要》，明确提出将加快推进健康中国建设作为新目标；同年 11 月，国家卫计委发布《"十三五"全国眼健康规划（2016—2020 年)》，指出我国眼病防治工作处于关键期和机遇期，需要进一步采取切实可行的措施提升人民群众的眼健康水

平，这是国家部委就健康中国战略的第一个实际规划。该规划明确了六方面的工作措施，分别是：开展眼健康宣传教育工作；防治导致眼盲和视觉损伤的主要眼病；完善眼病防治服务体系；加强人员队伍建设，推动可持续发展；加强数据收集与信息化建设；完善政府主导、多方协作的工作机制。党的十九大报告进一步提出了"人民健康是民族昌盛和国家富强的重要标志"的论断，提出"实施健康中国战略"，指出"坚持预防为主，深入开展爱国卫生运动，倡导健康文明生活方式，预防控制重大疾病"。在此理念下，眼健康管理应该积极进行系统的眼健康教育，让人民群众树立良好的眼健康意识，减少影响眼健康的危险因素，早发现、早干预眼健康问题，从而对人民群众的眼健康进行全程、全域式的管理，最终达到维持、改善和提高民众视觉质量的目的。

（二）眼健康管理相关的研究进展

我国健康管理的理论研究与技术应用起步较晚。2001年，国内第一家健康管理公司注册成功。2005年，国家设立健康管理师职业，并于2006年成立健康管理师专家委员会，以规范健康管理师队伍的建设。2008年《中国健康管理相关服务机构现状调查》指出：目前我国健康管理相关机构以体检中心为多数。体检中心作为目前健康管理的主要研究与实施机构，在实际工作中，管理的重心大多放在控制疾病危险因素上，与真正意义上的健康管理还有相当大的差距。我国健康管理服务形式单一，盲目照搬西方发达国家健康管理经验和模式，健康管理市场存在无序竞争，而具有中国特色的健康管理创新服务系统和运营模式尚未建立。

我国老龄人口的增多、慢性疾病发生率的上升、医疗费用的剧增以及眼健康基础保健模式的改变，催生了眼健康管理在中国的迫切需求。因此，必须加强眼健康管理研究，为制订符合我国基本国情的眼健康管理方案提供科学可行的依据。应着重深入加强以下四方面研究。

1. 建立人群眼健康基础数据库

人群眼健康基础数据库作为健康评估与健康需求的重要依据来

源，应该在不同监测水平上建立生活方式及行为、眼健康危险因素、疾病危险因素等基础性数据库，以提高眼健康评估的准确率和制订有针对性的干预措施。

2. 科学采集与分析眼健康管理需求

应该采用多种方式调查并科学分析不同年龄、性别、健康状况的人群对眼健康管理的实际需求，这为我国眼健康管理模式和战略框架的建设提供客观重要依据。

3. 规范评估手段和制订疗效评价标准

目前量表评价法与仪器检测法是评价个人眼健康状况较为普遍的方法。而评估方法与干预效果评价均没有统一的标准，这在很大程度上阻碍了我国眼健康管理水平的发展。因此有必要通过大量科学的理论与实践，来制订评估与干预疗效的标准。

4. 运用信息技术手段进行管理

眼健康管理可以通过现代信息技术手段的优势，实现跨领域、动态化、智能化、个体化的卫生诊疗服务。同时应充分利用软件技术，研制系统化、智能化、网络化的眼健康管理软件，提高眼健康管理的质量。

三、国内外知名眼科机构介绍

（一）国内（排名不分先后）

1. 中山大学中山眼科中心

中山大学中山眼科中心是中国国家卫生健康委员会唯一委属委管的最大的公立眼科医院。1965 年年初建于广州，1983 年经国家卫生部批准成立中山眼科中心，副厅级建制。中山眼科中心是集眼科医疗、科研、教学、保健和防盲治盲于一体的现代化多功能眼科中心，现为我国唯一眼科学国家重点实验室的依托单位、亚太眼科学会（APAO）总部所在地。连续 10 年荣膺中国医院声誉排行榜眼科榜首，连续 6 届中国医院科技影响力排行榜眼科第一名。

2. 首都医科大学附属北京同仁医院

首都医科大学附属北京同仁医院始建于 1886 年，总面积达到 33.6 万平方米，是一所以眼科学、耳鼻咽喉科学等国家重点学科为主的三级甲等综合医院，医院设有眼底科、青光眼科、眼外伤科、白内障中心、视光中心、眼角膜科、眼肿瘤科、眼肌科、眼中医科、眼整形科、临床检查中心、防盲办公室、同仁眼库、北京市眼科研究所、耳科、鼻科、咽喉科、头颈外科、防聋合作中心、北京市耳鼻咽喉科研究所、变态反应科、心内科、心外科、神经内科、消化内科、呼吸内科、肾内科、内分泌科、血液科、风湿免疫科、感染科等科室。其中，眼科、耳鼻咽喉科为原卫生部批准的国家临床重点专科。

3. 复旦大学附属眼耳鼻喉医院

复旦大学附属眼耳鼻喉科医院又名上海市五官科医院。其眼科和耳鼻喉科均为国家教育部重点学科，还是国家临床重点专科。医院拥有卫健委听觉医学重点实验室和近视眼重点实验室，建有上海市视觉损害与重建重点实验室、上海市听觉临床医学中心、上海市眼科临床质量控制中心，是卫健委眼科、耳鼻喉科专科医师培训基地，上海市住院医师规范化培训基地。2002 年和 2017 年，医院分别开设了宝庆路分部和浦江院区。医院现年门诊量超过 160 万人次，年手术量达 5 万人次，医疗辐射全国各地。

4. 温州医科大学附属眼视光医院

温州医科大学附属眼视光医院成立于 1998 年，2009 年经浙江省卫生厅批准增挂"浙江省眼科医院"，是目前浙江省唯一一家三级甲等眼科专科医院。经过 20 余年的发展，医院形成了集医疗、教学、科研、产业、公益、推广于一体的眼视光体系。医院弘扬和践行"敬佑生命、救死扶伤、甘于奉献、大爱无疆"的崇高精神，为人民群众提供集预防、诊疗、康复和保健于一体的全程、全面、优质的眼健康医疗服务。

5. 浙江大学医学院附属第二医院眼科中心

浙江大学医学院附属第二医院眼科中心是浙江大学重点学科、浙江大学眼科研究所所在地，设有硕士点、博士点和博士后流动站，是集医疗、教学、科研于一体，具有鲜明专科特色的研究型眼科中心。眼科中心拥有30多名一流眼科专家，在治疗白内障、玻璃体视网膜病、青光眼、视光和近视激光、小儿眼科和斜视弱视、眼底病激光、角膜病及整形和眼眶疾病等方面处于国内领先水平。

6. 天津市眼科医院

天津市眼科医院前身为1924年北洋医科学校法籍教授卢梭望创办的中国华洋防盲会。天津市眼科医院专业齐全，能为各种眼病患者提供专业眼科诊疗服务。现有的临床专业有斜视与小儿眼科、视光学（准分子、低视力、验光配镜、角膜接触镜）、白内障、眼眶眼整形、玻璃体视网膜疾病治疗中心、角膜病、青光眼、中西医结合眼科、医疗美容科等。

7. 北京大学人民医院眼科中心

北京大学人民医院眼科中心创建于1942年。眼科专业在原中央医院（人民医院前身）改组时设立，如今眼科已发展成为以视网膜、玻璃体手术为科室特色，眼前、后段手术全面展开，各项诊疗设备不断完善，专业组逐渐健全，新技术、新疗法日益增加，科研课题不断增多的综合性科室，部分工作已经跻身国际先进行列。2002年，北京大学人民医院眼科成为教育部批准的国家重点学科，2005年在国内率先成立儿童眼病中心。

8. 北京协和医院眼科中心

北京协和医院眼科中心成立于1920年，许多国际一流的眼科专家曾在这里主持工作，被誉为"东方的维也纳眼科中心"。经过百年的发展，协和眼科成为专业齐全，集医、教、研于一体的眼科基地，整体水平在国内处于领先地位，一些项目达国际先进水平。协和眼科是国内首批硕士、博士学位培养点和博士后流动站，首批住院医师规范化培训基地。

9. 上海市第一人民医院眼科

上海市第一人民医院眼科由我国著名眼科学家、视网膜脱离手术和研究创始人、人称"东方一只眼"的赵东生教授于 1948 年创立。经过赵东生、张皙、许迅等几代学科带头人的共同努力，目前正向国际先进的眼科中心迈进。上海市第一人民医院眼科是国家临床重点专科、上海市重中之重临床医学中心、上海市眼科研究所、上海市眼底病重点实验室、上海交通大学眼科研究所、上海市眼科住院及专科医师培训基地、上海交通大学眼科学博士点和博士后流动站、南京医科大学眼科学博士点和博士后流动站。

10. 山东省眼科研究所青岛眼科医院

山东省眼科研究所青岛眼科医院成立于 1991 年 1 月，是集科研、教学、医疗、防盲和视光产业于一体的国内知名眼科专业机构，隶属于山东第一医科大学（山东省医学科学院）。医院是卫健委国家临床重点专科单位、教育部国家重点学科联合建设单位、科技部省部共建国家重点实验室培育基地以及国家药品监督管理局下国家药物临床试验机构。

11. 天津医科大学眼科医院

天津医科大学眼科医院始建于 1989 年，隶属天津医科大学。2004 年 4 月，该医院将医大生物工程系视光学教研室并入眼科中心，成立"天津医科大学眼视光学院"。医院设有白内障科、青光眼科、玻璃体视网膜与眼外伤科、屈光与角膜病科、眼底病与神经眼科、斜视与小儿眼科、眼眶病与眼整形科等。

12. 四川大学附属华西医院眼科中心

华西医院眼科中心具有 100 多年历史，是卫健委和四川省重点学科，也是西部规模最大，集临床、教学、科研于一体的眼科中心，在国内眼科临床与科研领域处于先进水平，在国内外享有较高的知名度。华西眼科具有深厚的学科建设历史和经验积累，医疗技术先进，可以施行当今国际上通行的各种眼科手术，包括微切口白内障超声乳化人工晶体植入、微创玻璃体视网膜手术、角膜屈光手术、各种抗青光眼手术和眼部矫形手术，并与国际同步，手术效果良好；在国内首先开展了光动力疗法治疗眼底病。

13. 河南省眼科研究所

河南省眼科研究所于1962年经河南省人民政府批准正式成立，是国内最早创立的集临床、科研、教学、防盲于一体的眼科研究所之一，隶属于河南省人民医院。2012年3月，河南省眼科研究所正式挂牌河南省立眼科医院，是国家临床重点专科建设单位、河南省临床医学重点专科、国家药物临床试验机构单位，是河南省眼科中心、河南省视光学中心、河南省眼科网络中心、河南省眼科与视觉科学重点实验室、河南省眼科药理与治疗学国际联合实验室、河南省眼库、《中华实验眼科杂志》的依托单位。

14. 山西省眼科医院

山西省眼科医院于1978年在山西省原工农兵医院的基础上创建而成，是华北地区最早开设的省级眼科专科医院。经过40多年的发展，目前已成为一所集医疗、科研、教学和防盲于一体的省级三级甲等眼科专科医院，还是山西医科大学附属眼科医院、山西省眼科研究所、山西省红十字眼科医院、国际奥比斯地面培训中心和卫生部国际紧急救援网络医院、山西省眼科住院（专科）医师培训基地。

15. 香港眼科医院

香港眼科医院坐落于香港特别行政区九龙城，是一个第二和第三期眼科转诊中心，也是香港中文大学眼科和视觉科学系所在地。该医院同时为香港大学和香港中文大学的眼科医学生提供专业的眼科培训课程，也为香港理工大学视光系的实习生（学制最后一年）提供轮转学习机会。

香港眼科医院是由当时的香港布政司霍德（David Robert Ford）建立，于1993年9月15日正式开业。

16. 香港理工大学眼科视光学院

香港理工大学眼科视光学院于1978年成立，致力于把学生培养成为专业的眼科视光师，推行崭新研究，并促进专业知识转移。学院提供全港唯一一个眼科视光学（荣誉）学位课程（五年制），主要以英语授课并辅以中文实习教学，学院又提供医疗科学博士学位（眼科视光学）课程。学院的本科学生经过严谨的培训，成为具备稳健科学知识及临床专业技术的眼科视光师。除了专业教学和培训，学院高水平及具影响力的研究亦享誉国际。多年来，学院在近视控制及眼睛老化两大研究范畴取得骄人成绩，包括在近视控制研究上取得重大突破，以及为预防及治疗各种与老化相关的眼疾制订策略。学院设有校内教学诊所和两所小区眼睛护理中心，一方面让高年级本科生在诊所内实习，汲取临床经验，另一方面为市民提供全面的眼科保健服务。

17. 爱尔眼科医院

爱尔眼科医院是国内最大规模的民营眼科机构，IPO 上市医疗公司。截至 2019 年，该医院已在中国内地 30 个省市区建立 300 余家专业眼科医院，年门诊量超过 650 万人次。

18. 华厦眼科医院

华厦眼科医院是国内大型眼科医疗连锁机构，在全国多个省市开设 50 余家医疗机构。医院本部厦门大学附属厦门眼科中心成立于1997 年，是国家临床重点专科、三级甲等眼科医院。

（二）国外（排名不分先后）

1. 威尔斯眼科医院（Wills Eye Hospital）

威尔斯眼科医院是一个非营利性的眼科医疗机构。它坐落于宾夕法尼亚州费城，成立于 1832 年，隶属于托马斯医学院，是美国历史最悠久的眼科手术中心。自 1990 以来，威尔斯眼科医院一直被美国新闻与世界报道评为美国三大眼科医院之一，其眼科住院医师规培计划被认为是世界上最具竞争力的住院医师计划之一。早在 1839 年，它便制订了全世界第一个眼科住院医师规范化培训计划，在眼科教育方面有着杰出的声誉。申请该院住院医师资格是非常困难的，每年 500多名申请者中仅 8 名入选者。威尔斯眼科医院的许多校友已经成为世界顶尖学府的杰出研究者和部门主席。除了规范化培训计划，该院还给各个眼科专科提供奖学金。目前有 26 名医师获得临床和科研奖金。威尔斯眼科医院开创了眼科领域的许多新技术，包括人工晶体植入（1952）、玻璃体切割机的发明（1972）、人工视网膜植入物（2009）。

2. 莫菲尔德眼科医院（Moorfields Eye Hospital）

莫菲尔德眼科医院是伦敦专业的 NHS 眼科医院（NHS 基金会信托基金是英国国家卫生服务机构内的半自治组织单位），也是欧洲眼科治疗历史最悠久、规模最大的教学和研究中心。医院由约翰·坎宁安·桑德斯（John Cunningham Saunders）和他的助手约翰·理查德·法尔（John Richard Farre）于 1805 年成立，最早是作为治疗眼睛和耳朵疾病的药房。它于 1899 迁至现址，并于 1948 年被国有化。它在眼科研究领域起着非常重要的作用，是致力于视觉研究的中心。

3. 明托眼科医院（Minto Eye Hospital）

明托眼科医院（又名明托地区眼科研究所）是班加罗尔政府开办的专业治疗眼病的医院，成立于 1913 年，是一所古老的专业眼科医院，隶属于班加罗尔医科大学和该校的眼科医学研究院。作为一所三级的眼科医院，医院共有 300 个床位，包含一个眼库、青光眼科、斜视科和玻璃体 - 视网膜疾病中心。该院自成立以来，已经为近百名眼科医生提供了专业的培训指导，并且为附近的卡纳塔克邦及其邻国贫困人口提供资助或补助的救济服务。

4. 巴斯康姆帕默眼科中心（Bascom Palmer Eye Institute）

迈阿密大学伦纳德·M. 米勒医学院的巴斯康姆帕默眼科中心是一所集眼病诊治、保健、研究和教育于一体的综合眼科中心。中心内的教职工和眼科医学人员接诊来自迈阿密 - 戴德县、布劳沃德县、棕榈滩县、科利尔县和全世界各地的患者。该学院的专职教师任职涉及很多的眼科亚专科，该中心在美国主流和其他媒体报道中一直被评为美国最好的眼科医院。该中心的临床专科每年治疗超过 25 万名患者，并提供 24 小时急救护理，同时也是迈阿密 - 戴德县唯一为社区贫困和低收入患者提供眼部护理的眼科机构。

5. 马萨诸塞州眼和耳医院（Massachusetts Eye and Ear Hospital）

位于美国波士顿的马萨诸塞州眼和耳医院是一家专科医院，该院专注于眼科、耳鼻咽喉科及相关的医学研究。该院成立于 1824 年，当时被称为波士顿眼科医院，现也被称为马萨诸塞州慈善眼耳医院

（MCEEI）或马萨诸塞州眼耳医院（MEEI）。它也是哈佛医学院的教学伙伴，因成功治疗了眼睛、耳、鼻、喉、头和颈等相关疑难杂症，在眼科和耳科领域为医学研究和教育做出了杰出贡献，而赢得了国际声誉。2015 年被美国新闻与世界报道评选为全美耳鼻咽喉科第一和眼科第四的医院。

6. 多汉尼眼科研究所（Doheny Eye Institute）

多汉尼眼科研究所是 1947 年成立的一个非营利眼科研究所。这个眼科研究所是由著名医师科学家多汉尼建立，主要是为眼科提供基础和临床研究。截至 1986 年，该研究所在美国国家眼科研究所中的支持率排在哈佛大学、约翰斯·霍普金斯大学和哥伦比亚大学的研究机构之后，位列第四。2015 年获得美国国家眼科研究院奖金累计超过了 4400 万美元。多汉尼眼科研究所在美国眼科学会 1993 年和 1996 年的自排名中一直位列前十，在美国新闻与世界报道的排名中也从未离开过前十名。

四、眼科学和视光学的相关发展介绍

（一）我国眼科学和视光学相关介绍

1. 我国古代关于眼科的文献

我国古代对眼科疾病的认识、诊治，均有文献进行系统的描述，主要有《黄帝内经》《千金方》《龙树眼论》《圣济总录》《银海精微》《元机启微》《审视瑶函》《目经大传》《眼科心法》等。还有大家熟知的针拨白内障、灼烧法治疗角膜溃疡等治疗眼科疾病的手段。

2. 我国眼科学界第一本专业教材

1953 年，陈耀真译著《梅氏眼科学》，由中华医学会出版，这是新中国成立后的第一部眼科学教材。

（二）国外眼科学和视光学相关介绍

1. 国外视光学发展历史

"视光学"（optometry）这一名词来源于古希腊语 optos 和 metron，视光学专业教育在欧美发达国家发展至今已经有 100 多年历史。以美国为例，视光学专业教育兴起于 19 世纪 80 年代。20 世纪初，美国明尼苏达州颁布了关于视光学行医规则的第一个立法。目前，视光医师在美国是第三大独立医疗保健职业，视光医师是提供眼视觉医疗保健服务的重要医学组成部分。

2. 眼科学唯——位获得诺贝尔奖的人

迄今为止，眼科学界唯——位获得诺贝尔医学或生理学奖的眼科学家是来自瑞典的阿尔瓦·古尔斯特兰德（Allvar Gullstrand，1862—1930），他发明了眼科学最重要的几个检查仪器，如裂隙灯显微镜、直接检眼镜、双目间接检眼镜，规定了模型眼的相关参数等。他的研究发明推进了现代眼科学的发展，开启了现代眼科学的百年辉煌史。

3. 眼科学多个手术的"第一次"

（1）1910 年，H. 史密斯（H. Smith）实行首例白内障摘除术。

（2）1927 年，J. 戈南（J. Gonin）首创外路视网膜脱离复位术。

（3）1949 年，里德利·哈罗德（Ridley Harold）实行首例白内障摘除加人工晶体植入术。

（4）1958 年，沙伊（Scheie）首次实行巩膜灼瘘术。

（5）1968 年，凯恩斯（Cairns）发展出标准的青光眼小梁切除术。

（6）1967 年，凯尔曼（Kelman）率先实行超声乳化白内障吸出术，开创了白内障手术新时代。

（7）1971 年，Macheme 首创玻璃体切割术，突破了玻璃体手术禁区。

（三）国外视光学教育模式

国外视光学教育发展已超过百年，主要有两种教育模式。

1. 北美模式

在北美地区，一共有 18 所眼科视光学学院（系），其中美国本土有 16 所，加拿大有 2 所。它们提供的是在完成了 4 年本科学习后的又一个 4 年的专业教育，对其毕业生授予眼科视光学医师（博士）学位，所以一般的学生要从事视光学专业，通常要花费 8 年时间。学生在毕业前，还被要求通过全美统一的执照考试，成为眼科视光学医师才有开具普通眼科用药的处方权。大多数毕业生选择自己开设眼视光学诊所，主要使用光学器具来矫正和改善患者的视功能，并提供针对大众的眼科初级保健服务。以美国为例：

（1）美国的眼科视光医师，主要负责初级眼科保健。传统意义上，视光学主要指通过眼镜和隐形眼镜对患者进行屈光矫正，但是发展到现在，视光学实践与普通眼科学（涉及眼睛健康和视觉系统的医学分支）有了很大的重叠。因此，眼科视光医师被授权通过口服、局部用药来诊断和治疗许多常见的眼部疾病。在某些州，眼科视光医师能进行某些类型的激光手术。

（2）执业范围。在美国的医疗体系中，眼科视光医师是初级眼科保健人员，他们在佩戴隐形眼镜和眼镜处方方面特别有经验，也治疗和管理常见的眼科疾病，如青光眼和干眼症。他们与参与医疗工作的其他受政府监管的医疗保健从业人员保持相同的标准。在美国，提供眼科服务的还有眼科医生和配镜师。眼科医生是医学眼科医生和外科医生（医学博士或医生），他们完成了医学院的医学基础教育、眼科住院医师培训和眼科专科（角膜、视网膜、青光眼等）培训。配镜师是眼保健服务专业人士，主要工作是配发验光师和眼科医生开出的矫正视力的镜片处方。

目前在美国，眼科视光医师的主要工作是初级眼科保健和医疗眼科保健。他们能够进行全面的常规眼科检查，开具屈光眼镜和隐形眼镜处方，并能够简单处理许多常见的眼部疾病和慢性疾病（如青光眼、糖尿病视网膜病变、干眼症、红眼、前葡萄膜炎等）。当他们的患者需要进一步的护理和手术治疗时，验光师通常会建议患者转诊至眼科医生，并且配合后续的治疗。

美国的眼科视光医师有权使用以下药物治疗眼部疾病：口服药物，如抗生素、抗病毒药物、类固醇和短期麻醉剂；局部用药，如处方眼药水（治疗眼部感染、前葡萄膜炎和青光眼）。美国的眼科视光医师可以接受某些外科手术的培训，包括眼部异物移除、角膜上皮清创、眼部注射；也可以进行某些激光手术，包括 YAG 囊膜切开术、激光小梁成形术和周边虹膜切开术。还有其他的一些特殊规定，例如，在俄克拉荷马州和路易斯安那州，州立验光委员会还允许该委员会认证的验光师进行仅限于眼前段的手术。在肯塔基州，立法允许眼科视光医师进行多种激光手术。

（3）执照获得和教育培训。在进入视光学校之前，每位学生通常要完成 4 年的本科学习，最终获得学士学位。本科必修课程包括：4 个学期的化学学习，2 个学期的物理、生物和实验室学习，以及 1 个学期的微积分、统计学、生理学、解剖学、微生物学和心理学的学习。之后必须完成为期 4 年的研究生学位课程，才能获得眼科视光医师博士学位。为期 4 年的课程包括：几何、物理、生理和眼科光学、专业隐形眼镜评估和装配、眼部解剖、眼部疾病、眼部药理学、视觉系统神经解剖学和神经生理学、儿童视觉发育、老年病学、双眼视觉、色彩、形式、空间、运动和视觉感知、视觉环境的设计和修改、视觉表现和视觉筛选。此外，验光教育还包括人体解剖学、全身疾病、一般药理学、一般病理学、微生物学、感觉和知觉心理学、生物化学、统计学和流行病学。毕业后，学生必须通过国家视光学医师执业考试及州内举办的考试，获得执照，才能开业行医。国家级考试分三部分：基础学科、临床学科、临床患者治疗技能。

2. 英联邦模式

在英联邦国家、部分欧洲国家及中国香港，视光学教育由理工类大学提供；本科教育为四年制，在教学上侧重于视光学的专业知识，所以对临床眼科知识涉及不深，学业结束后对合格毕业生授予视光学本科学位。该模式早期所培养的视光师所获学位为理学学士，不具备药物处方权，主要在视光学诊所和眼镜店从事相关视觉保健工作。目前随着眼科保健的需求增加，逐步对视光师开放了部分药物处方的权限。以英国等英联邦国家和地区为例：

（1）监管。英国的视光师受 1989 年《验光师法》规定的普通光学委员会的监管，并与医生区别开来。在英国，视光师必须在 GOC 注册才能验光。视光师学院（由伊丽莎白二世女王陛下授予的皇家特许成立）的成员可以使用后缀 MCOptom。

（2）执业范围。自 2009 年以来，英国的视光师已经能够进行额外的研究生培训和资格认证，被允许开药治疗和管理眼部疾病。目前有 3 个可注册的专业：①额外供应专业：除了由普通视光师订购或供应的药品，还为一系列药品编写订单，并在紧急情况下供应。②补充处方专业：根据与独立处方医生（如全科医生、眼科医生或合格视光师）共同制订的临床管理计划，管理患者的临床状况并开药。③独立处方专业：负责患者的临床评估，建立诊断和确定患者所需的临床管理，包括在必要时开处方。其他的一些英联邦国家和地区，例如加拿大的视光师有资格开外用和口服药物，但是，他们被授权开的确切药物因省而异。在安大略省，视光师可以开药治疗正常眼压性青光眼（一种原发性青光眼）、短暂性眼压升高、急性青光眼危象和泪囊炎。在艾伯塔省，视光师的执业范围更大，包括开某些口服和局部药物，安排实验室检查，安排和应用超声波检查，以及治疗某些类型的青光眼。澳大利亚从 2016 年开始，其验光委员会为近 5000 名普通视光师颁发了监管机构的执照。其中，约有 2300 人在预定的药品批单上登记，这使他们能够开一些治疗眼部疾病的药物。在中国香港，毕业生有资格参加澳大利亚验光师考试，因为香港课程被视为等同于任何澳大利亚课程，获得执照后，可以出具部分治疗性药物处方，但是，只能在香港使用诊断药物。

（3）执照获得和教育培训。在英国，视光师必须完成 3 年或 4 年（苏格兰）本科学位，然后在合格和有经验的医生的监督下完成临床实践，这个过程被称为"预注册期"（实习期）。在这一年中，每一位候选人会得到一定数量的季度评估，通常包括在医院的临时职位。成功通过所有评估后，会参加一场为期一天的最终考试。在完成全部评估和 1 年的监督实践后，候选人才有资格在光学委员会注册为视光师。在加拿大，视光师必须完成至少 3 年的本科教育，以及由视光教育认证委员会认证的 4 年或 5 年的大学验光课程，才能获得专业学位、验光博士学位。加拿大有 2 所验光学校，分别位于滑铁卢大学和蒙特利尔大学。美国有 20 所验光学校在加拿大获得认证和认可。在完成验光教育后，他们还必须满足其打算执业的省或地区的省级要求。这些要求包括通过加拿大验光师管理机构的国家考试，以及由省或地区管理机构颁发执照。在澳大利亚，目前有 5 所大学设有视光专业学位：迪肯大学视觉科学学士和视光硕士、弗林德斯大学医学学士（视觉科学）和视光硕士、新南威尔士大学视觉科学学士和临床视光硕士、昆士兰理工大学视觉科学学士和视光硕士与墨尔本大学验光博士。各大学授予不同的视光学位，包括 OD（7 年）、MSc（5 年）和 BSc 验光（5 年）学位。在中国香港，视光师结束 5 年的本科教育，获得学士学位，即可参加相关执照考试。

（四）国内视光学教育模式

我国视光学起步较晚，学制类型多种多样，主要包括"三年制"（验光配镜学）的高职高专教育，"四年制"（视光学）、"五年制"（眼视光医学）本科教育，硕士和博士研究生教育，还有多种职业培训，包括眼镜从业人员培训班、职业资格认定、级别考核等，时间长短也不一。

视光学的高等教育主要分为"五年制"（眼视光医学）、"四年制"（视光学）、"三年制"（验光配镜学）。"五年制"培养的是医师，对临床医学的知识以及相关操作要求更高，学生毕业后可以通过考核获得医师资格，有医疗资质，能够取得处方权和手术权；"四年制"培养的是专业的视光师，侧重点主要在视光学领域，对临床医学的知识要求不高，学生毕业后不能考取医师资格，也就没有处方权和手术权，主要从事视光学专业领域的工作。2017 年获得我国教育部批准招收五年制本科眼视光医学专业教育资质的 5 所院校分别是温州医科大学、天津医科大学、福建医科大学、南京医科大学和山东医科大学。还有其他各省市院校招收四年制、视光学本科、三年制大专或高职专业。

五、眼科学基础

（一）眼球结构

眼球是一个复杂而精密的器官，主要由眼球壁和眼球内容物两部分构成。眼球壁包括外层：角膜、巩膜；中层：虹膜、睫状体、脉络膜；内层：视网膜。眼球内容物包括房水、晶状体、玻璃体。

1. 角膜是眼球的哪一部分？有什么作用？

角膜位于眼球的最前端，占纤维层的前 1/6，略呈横椭圆形。横径 11.5 ～ 12 mm，垂直径 10.5 ～ 11 mm，透明无血管，有弹性，有较大的屈光力（约 43D），表面有泪膜覆盖。角膜对眼睛极为重要，它的主要作用有三个方面：①眼球的第一层保护罩，维持眼球完整；②透明无血管，有较大屈光力，参与眼睛的屈光成像，折射光线进入眼睛；③角膜有丰富的神经末梢，感知外界刺激。

2. 巩膜是眼球的哪一部分？有什么作用？

巩膜构成眼球壁外层的后 5/6，主要由胶原纤维构成，质地坚韧，一般呈白色，也就是平时所说的白眼珠部分。巩膜有两个方面的作用：①与结膜、角膜共同构成眼球内容物的外屏障，维持眼球形态，抵御压力；②形成一个暗箱，让光线只经过屈光系统进入眼内成像，类似于照相机的外壳。

3. 什么是前房和前房角？

前房是由角膜、虹膜、瞳孔区晶状体、睫状体前部共同围成的腔隙，前房内充满房水，容积约为 0.25 ml。前房正常中央深度约 3 mm，往周边递减，最周边处虹膜根部与角巩膜缘内面形成的夹角即为前房角。

4. 房角的作用是什么?

房角是房水排出的主要途径,对维持眼压(眼球内部压力)有重要作用。房角异常,房水排出受阻,会导致眼压升高,可能发生青光眼。

5. 房水是怎么生成和排出的?

房水处于动态循环中,它由睫状体产生后进入后房,经过瞳孔进入前房,然后由前房角经小梁网进入 Schlemm 管,再经集液管和房水静脉进入巩膜表层的睫状前静脉,回流进入血循环,这是最主要的排出途径(80%～90%)。另有少部分房水从葡萄膜巩膜途径引流(10%～20%),或经虹膜隐窝吸收(微量)。

6. 虹膜是眼球的哪一部分?

我们平时所说的黑眼珠大部分是虹膜所呈现的颜色。虹膜是眼球前部富含色素的环形薄膜,位于角膜后面、晶状体之前,将眼球前部的腔隙分隔成前房与后房。虹膜表面的纹理呈现出放射状凹凸不平的皱褶。

7. 什么是瞳孔?

虹膜中间有一圆孔,称为瞳孔,是控制眼睛进光量的重要结构,相当于照相机的光圈。它会随着光线强弱而变化,从而调节进入眼内的光线,保证视网膜清晰成像。

8. 睫状体有什么作用?

睫状体有四个方面的作用:①睫状上皮细胞分泌房水;②睫状肌收缩控制晶状体形态,起调节作用;③房水外流作用;④构成血 - 房水屏障的重要部分。

9. 什么是葡萄膜?

葡萄膜由相互连接的三个部分组成,由前到后为虹膜、睫状体和脉络膜,因颜色呈现像葡萄一样的紫黑色而得名。葡萄膜是眼球壁的中层,富含血管和黑色素,血容量大,约占眼球血液总量的56%。

10. 脉络膜有什么作用?

脉络膜有三个方面的作用:①血管丰富,供应视网膜外层的营养；②通过血流变化，控制眼部温度调节；③富含黑色素，起到眼球暗房的效果。

11. 视网膜在哪里？有什么作用？

视网膜是眼底内层的一层透明膜，由色素上皮层和视网膜感觉层组成，类似于照相机的底片。外界的景物经过眼睛屈光系统（主要是角膜、晶状体）的折射后，聚焦成像落于视网膜上，视信息在视网膜上形成视觉神经冲动，沿视路将视信息传递到视中枢形成视觉。

12. 什么是黄斑？

黄斑是视网膜上对光线感知最敏感的区域，眼底视网膜绝大部分的视觉信号都通过它来接收，是视网膜的重要结构之一。黄斑因无血管且富含叶黄素，看上去呈黄色而得名。

13. 什么是视盘和视杯？什么是杯盘比？

视盘，又称为视乳头，是一边界清晰的橙红色圆盘状结构，是眼部视觉神经汇集穿出眼球的部位。视盘的中央有个小凹陷区，称为视杯。视杯的垂直直径与视盘的垂直直径之比值称为杯盘比（简写为 C/D），正常的杯盘比一般约为 0.3，双眼相差不超过 0.2。

14. 晶状体是眼球的哪一部分？晶状体是如何调节聚焦的？

晶状体位于瞳孔后面，无血管，是一有弹性、透明的双凸透镜（约 19D），有调焦的功能，相当于相机的镜头。晶状体具有弹性，以晶状体悬韧带和睫状肌相连接，靠睫状肌的收缩和放松来完成眼的调节功能，让人看清楚远近不同的物体。晶状体调节聚焦主要通过两个方面：①看近处时，睫状肌收缩，悬韧带放松，晶状体变凸，屈光力增大；②看远处时，睫状肌放松，悬韧带收缩，晶状体变薄，屈光力减小。

15. 什么是玻璃体？

玻璃体是指眼睛里充满着的胶冻样物质，类似透明果冻。之所以被称为玻璃体，是因为它像玻璃一样透明，但它可不像玻璃一样硬。其作用是支撑眼球，让光线透过。

16. 泪膜是什么？有什么作用？

泪膜是眼球表面的一层液体，分为三层：①最外面是脂质层，主要由睑板腺分泌，可以减少泪水的蒸发；②中间是水液层，主要由泪腺和副泪腺分泌；③最靠近眼球的是黏蛋白层，主要由眼表的细胞分泌，帮助泪液黏附在眼球上。

泪膜主要有四个方面的作用：①保持角膜表面的光滑透明；②为角膜提供氧气；③润滑眼球表面，防止眼睛干燥；④冲洗和抵御眼球表面的异物和微生物。

17. 什么是睑板腺？

睑板腺是一种分泌泪液脂质的腺体，位于眼睑内部，像一排排的导管，开口位于眼睑边缘。它分泌的脂质构成泪膜的一部分，可以维持泪膜的稳定性，保持眼睛湿润。

（二）眼球结构相关问题

1. 为什么有的人眼睛颜色比较黑，有的人眼睛颜色比较浅？

眼睛的颜色主要取决于虹膜的颜色，虹膜富含色素细胞，其中黑色素含量的多少决定了虹膜颜色的深浅，黑色素含量越高，虹膜颜色越深。这与全身色素含量也有关，所以白种人的虹膜颜色多见蓝色、浅咖啡色，黄种人和黑人的虹膜颜色多见棕色、黑褐色。

2. 什么样的眼睑才算是正常的？

眼睑也是我们常说的眼皮，正常的眼睑要符合四点：①眼睑与眼球表面紧密相贴；②上下睑睫毛排列规则，指向前方，不与角膜相接触；③闭眼时上下睑能紧密闭合；④睁眼时上睑能举至瞳孔上缘。

3. 睑板腺堵塞有什么影响？

睑板腺发生堵塞，会导致睑板腺功能障碍，分泌的脂质减少，泪膜容易蒸发，眼睛容易干涩，发生干眼。这时需要热敷按摩，并积极配合医生治疗。

4. 为什么有的人是双眼皮，有的人是单眼皮？

双眼皮是上睑皮肤上的一浅沟，主要由基因控制，双眼皮是显性基因，单眼皮是隐性基因。单眼皮的形成主要是由于睁眼时上睑提肌不发达，睑板前的皮肤和眼轮匝肌不能跟随睑板一起上提。

5. 眼睛在什么情况下会分泌泪液?

眼睛一直都在分泌泪液,平时主要由副泪腺分泌泪液,维持角膜的湿润,经泪道排出。当情绪激动时,泪腺和副泪腺会一起分泌眼泪,超过眼睛所能排出的泪液量,泪液就会流出眼睛。

6. 为什么哭泣的时候容易流鼻涕?

泪液由泪腺、副泪腺分泌后经眼睑上的上下泪小点流入泪小管,再进入泪囊,最终经鼻泪管和鼻腔相连,由鼻腔黏膜所吸收。哭泣时,泪液分泌量过大,部分会从鼻腔流出。

7. 眼外肌是如何控制眼球转动的?

眼球能上下左右地转动,得益于它有 6 条精密的眼外肌,分别是上直肌、下直肌、内直肌、外直肌、上斜肌、下斜肌。其中各直肌主要控制上下左右转动,上下斜肌主要控制内外旋转。任何眼球运动都不是单独某条眼外肌的作用,而是通过所有眼外肌共同完成的。各眼外肌默契、协调地工作方能维持双眼的正常眼位和运动。

8. 控制眼外肌的神经有哪些?

控制眼外肌的有三条神经:①动眼神经,是第三对脑神经,控制上直肌、下直肌、内直肌、下斜肌;②滑车神经,是第四对脑神经,控制上斜肌;③外展神经,是第六对脑神经,控制外直肌。

六、视光学基础

(一) 基本概念

1. 视力的意义及检查的目的是什么?

视力是指人眼能分辨的最小空间细节。通过视力检查,可判断被检者视觉系统是否正常 (≥1.0)。视力是判断眼病治疗的重要指标,也是某些职业入门标准或指标。因此,视力检查往往是所有健康检查的第一项内容。

2. 什么是视野?视野检查的目的是什么?

视野是指眼睛向前方注视时所见的空间范围,相对于视力的中心视锐度而言，它反映了周边视力。距注视点30°以内的范围称为中心视野，30°以外的范围为周边视野。如同视力，视野对人的工作及生活有很大影响，视野狭小者不能驾车或从事较大范围活动的工作。世界卫生组织规定视野小于10°者，即使视力正常也属于眼盲。许多眼病及神经系统疾病可引起视野的特征性改变，所以视野检查在疾病诊断中有重要意义。各种颜色的视野大小也不同，绿色视野最小，红色较大，蓝色更大，白色最大，这主要与视锥细胞的分布有关。

3. 什么是色觉？什么是色盲、色弱？

色觉是视觉功能的一个基本且重要的组成部分，是人类视网膜锥细胞的特殊感觉功能，起到分辨自然光谱中各种颜色的作用。不能分辨某种颜色的色觉障碍通常称色盲，对某些颜色的辨别能力差则称色弱，色弱者虽然能看到正常人所看到的颜色，但辨认颜色的能力迟缓或很差。在光线较暗时，有的几乎和色盲差不多，或表现为色觉疲劳。色盲与色弱以先天性因素为多见，男性患者远多于女性患者。

4. 什么是双眼视？

外界物体在两眼视网膜相应位置（对应点）所形成的像，经过大脑中枢整合成一个完整的立体形象，这种功能称为双眼视觉或双眼单视。双眼视指双眼视觉输入相对平衡地用于形成最终的单一像。双眼视有三个优点：①备用眼；②双眼视能产生立体视；③双眼视拥有更大的视场。

5. 什么是立体视觉？

立体视觉是对双眼视网膜（实际为大脑视皮层）区别实际空间物体相对深度的功能评价，是双眼观察景物能分辨物体远近形态的感觉。立体视觉是建立在双眼同时视和融合功能基础上的独立高级视功能，可反映双眼单视的好坏，是筛查斜视、弱视，选择斜视手术时机和评价疗效的重要指标。

6. 什么是融像？

融像是将双眼物像融合成单一物像的过程，分感觉融像和运动融像。感觉融像是视觉皮质的神经生理和心理过程，指联合双眼各自获得的图像而对视觉空间形成统一的感知，从而形成单一物像的能力；运动融像是指为了使注视目标落在双眼视网膜对应点上，以获得单一物像，双眼进行协调性的聚散运动，使得双眼保持匹配一致的能力。

7. 什么是正视眼？

眼睛处于完全放松状态时，外界的平行光线经眼的屈光系统后，恰好在视网膜黄斑中心凹聚焦，此时视网膜上呈现清晰的像，人的主观反应看物体清晰，这种状态就叫作正视眼。

8. 什么是弱视？

眼部检查无器质性病变，视觉发育期内异常视觉经验（单眼斜视、屈光参差、高度屈光不正以及形觉剥夺）引起的单眼或双眼最佳矫正视力低于相应年龄的视力，或双眼最佳矫正视力相差两行及以上，称为弱视。部分弱视可以通过治疗恢复正常，越早发现，治疗越及时，预后越好。

9. 什么是斜视？

在正常双眼开放条件下，一眼固视某一目标，另一眼的视线偏离该目标，称为斜视。当双眼视线无法交叉于同一物体时，双眼注视物体时所产生的物像落在双眼的视网膜非对应点上，出现复视，患者通常采用感觉调整来避免复像，如抑制一眼。斜视分为共同性斜视和非共同性斜视。

10. 什么是隐斜视？

当双眼同时视物时，双眼的融像性聚散使双眼保持正位而未出现眼位偏斜，但在无融像需求时，双眼视线没有保持平行或落在不同视标上，这种隐性的眼位偏斜称为隐斜视。减少融像刺激更容易暴露隐斜视。

11. 什么是模型眼？

以眼球光学常数及三对基点的数值为基础，模拟人眼光学结构的模型称为模型眼。模型眼设计的目的是建立一个适于进行眼球光学系统理论研究且模拟人眼的光学结构。

（二）视光学相关概念

1. 什么是理论单视圆?

假如视网膜对应点是严格的几何对称点，那么它们在外界空间投射的位置就组成了 vieth-müller 圆，该圆为通过注视点和两眼入瞳中心的几何圆称为理论单视圆（theoretical horopter），该圆上任何一点至两眼的夹角相等，均成像于双眼的视网膜对应点上，看起来为单个物体。

2. Panum 区和 Panum 空间各是什么?

Panum 区是指一眼视网膜的某一区域的任一点与对侧眼视网膜的某一特定点同时受到刺激时，将产生双眼单视；这不同于视网膜对应点与点对应，而是点与区对应，它不能产生立体视，而且在眼运动不甚准确如存在注视视差和微颤时也能融像，不致出现复视。Panum 空间是 Panum 区在外界空间的投射，其范围包括单视圆的前后区域，落在其中的物体仍能单视。

3. 视觉是怎么产生的?

外界物体由于自身的发光或者反射光，经过人眼屈光系统的一系列折射和调节后，最终在视网膜上成清晰缩小的倒像，视网膜视觉细胞受到光的刺激，转变为神经冲动，经过视神经传导，进入大脑皮层的视中枢，进而产生视觉。

4. 人眼的屈光特性是什么样的?

正常成人眼睛轴长约为 24 mm，调节静止时，眼的总屈光力约为 58.64 D。

人眼中参与屈光的结构有角膜、房水、晶状体、玻璃体。它们的屈光特性如下表 1-1 所示。

表 1-1　人眼中参与屈光结构的屈光特性

结构	折射率	屈光力/D	曲率半径/mm	厚度/mm
角膜	1.376	约43	前7.7，后6.8	中央区0.5～0.6
房水	1.336	—	—	前房深度3

续表 1 - 1

结构	折射率	屈光力/D	曲率半径/mm	厚度/mm
晶状体	核区：1.40 ～ 1.41 皮质：1.375	静止时 19.11	前 10，后 - 6	静止时 3.6
玻璃体	1.336	—	—	—

数据资料来源：宋慧琴主编《眼镜验光员·基础知识》，中国劳动社会保障出版社 2008 年版。

在其他因素不变的情况下，眼轴每增长 1 mm，眼总屈光力增加约 3.00 D；前房深度每减少 1 mm，眼的总屈光力增加约 1.4 D。

5. 什么是眼的三联动？它们之间有什么关系？

眼的三联动是指调节、集合、瞳孔缩小。三者的关系是：人眼在进行调节和集合的同时还伴有瞳孔缩小，三者都在动眼神经支配下完成。

6. 什么是调节？

调节是眼球调整焦点的功能，目的是维持注视目标的成像焦点或最小弥散圈在视网膜上，或距离视网膜最近，以获得最清晰的成像效果，参与调节的眼球结构有睫状肌、悬韧带和晶状体。

7. 什么是聚散？

聚散是双眼反向的眼球运动。在水平方向上，双眼内转称为集合，双眼外转称为发散，这是聚散最重要和常用的种类。除了水平方向，还包括垂直方向，右眼上转、左眼上转、左眼下转或右眼下转，左眼上转还包括双眼内旋和外旋。聚散是维持双眼视轴对准注视目标最重要的眼球运动。

8. 什么是调节幅度？

调节幅度简称 AMP，是眼的屈光系统能产生的最大调节力，以屈光度（D）为单位。常用测量方法为移近法和负镜片法，调节幅度随着年龄的增加而下降。

9. 什么是调节灵活度？

调节灵活度是指调节刺激在不同水平变化时人眼所做出的调节反

应速度，即人眼的调节变化灵敏度。调节灵活度可在单眼或双眼下进行测量，使用工具一般为反转拍。

10. 什么是调节反应?

了解调节反应须先了解调节刺激。调节刺激为诱发个体产生调节的物体，一般指放置在眼前某段距离的注视视标，视标至眼镜平面距离（m）的倒数为调节刺激量。调节反应为人眼视近时对某调节刺激产生实际调节的调节准确度。由于焦深的存在，实际上大多数人所用的调节力小于调节刺激，称为调节滞后，如果所用调节力大于调节刺激，则为调节超前，常用测量方法为 Monocular Estimation Method 动态检影法或 Fusion Cross-Cylinder 融合交叉圆柱镜法。

11. 什么是相对调节?

在双眼注视的情况下（即保持集合不变的情况下），双眼可增加及减少调节的量。此时，调节松弛的量（加正镜）为负相对调节（NRA）；调节增加的量（加负镜）为正相对调节（PRA）。双眼调节状态改变的时候，调节性集合随之改变，要维持双眼正位，就要靠融像性聚散来补偿，因此相对调节测量的是调节和聚散两个方面的功能。

12. 调节远点、近点各是什么?

调节远点是指在无调节状态时，人眼能看清的最远一点，称为远点，正视眼远点在眼前无限远。调节近点是指人眼能看清的最近一点，近点通过使用最大调节力才能体现出来，因此调节力越强，近点距眼越近。

13. 什么是 AC/A?

调节和聚散是一个联动的过程，调节变化会引起相应的聚散，反之亦然。当出现调节量改变时，不同个体会出现不同的集合量改变。因此，用每单位调节引起的调节性集合和每单位调节的比率来表示它们之间的关系，即 AC/A。正常值在 3 ~ 5 范围内。

七、不同年龄段眼健康管理的重点问题

（一）儿童

1. 婴幼儿测得的视力没有达到 1.0 是否一定意味着眼睛存在疾病？

不是。第一，婴幼儿的视觉系统没有发育完全，并不能达到 1.0。第二，婴幼儿可能因为注意力或紧张等心理因素使测得的视力偏低，不如成年人测得的视力结果可靠。

2. 既然婴幼儿的视力不能以 1.0 作为正常标准，那么应该如何正确判断婴幼儿的视力？

任何婴幼儿的视力测量必须考虑到两个因素：①使用何种方法测量；②年龄。举个例子，一个患儿的视力为 0.2，但如果我们不能回答以上两个问题，那么就不能判断这个患儿的视力是否正常。如果这个患儿 8 个月大且测量方法为视觉诱发电位（visual evoked potentials, VEP），那么这个结果就是异常的，因为 6 个月大的婴儿已可以看到 VEP 上 1.0 的视力。但是如果这个患儿 6 个月大且测量方法为选择偏好实验（forced choice preferential looking, FPL），那么这个结果就是正常的。

3. 什么是视动性眼球震颤（optokinetic nystagmus, OKN）？

视动性眼球震颤是人眼注视持续移动的物体时一种非自主的眼球震颤反应。它可以用来评估婴幼儿视力，使被测者注视一个带有黑白条纹不停转动的"鼓"样道具，观察被测者是否存在眼球震颤反应。

4. 眼球震颤的儿童应该如何查视力？

眼球震颤的儿童在遮盖一眼时可能加剧震颤，所以相比于遮盖，在另一眼上加 +3.00～+5.00 D 球镜片，能更好地测量视力。而且，除了测单眼视力还要测双眼视力。眼球震颤患者在双眼加上 -1.00～ -2.00 D 的球镜片，在调节和辐辏刺激下可能会有更好的视力，所以该情况下的视力也要检查。有些眼球震颤儿童有代偿头位，其代偿头位上的视力也需要检测。

5. 早产儿患眼病的概率是否更大?

妊娠期小于 37 周的婴儿被称为早产儿。早产儿发生高度近视、高度散光、屈光参差、斜视和早产儿视网膜病变（retinopathy of prematurity，ROP）的概率是显著大于足月产婴儿。出生体重越轻的婴儿越容易发生以上这些问题。

6. 正常婴幼儿的屈光度数在什么范围内才算相对正常呢?

关于婴幼儿的屈光度数，不同的流行病学研究根据其不同的评判标准有不同的结果，但大体上 80% 的正常足月婴幼儿屈光度数在 0 ～ +4.0 D 这个范围内。对于那些一出生就近视的婴幼儿，日后成长为高度近视的可能性显著大于那些出生时为轻中度远视的儿童。

7. 越早发生近视的儿童越容易形成中高度近视吗?

研究表明，越早发生近视的儿童将来越可能形成中高度近视，在 10 岁以后才开始近视的儿童最终的近视度显著低于那些在 10 岁以前就开始发生近视的儿童。

8. 远视儿童的远视度数会像近视一样继续加深吗?

事实上并不会，远视度数其实是向着度数降低的方向发展的。虽然远视在学龄前儿童里占的比例明显大于近视，但相比于近视的研究，关于远视的研究却不多。有研究显示，如果一个 6 岁儿童有大于 +1.25 D 的远视，那么他很可能直到青少年都会保持远视状态。

9. 儿童近视总是让人担忧，但如果是远视就可以放心了吗?

儿童远视并不意味着高枕无忧、放任自由。如果屈光度数大于 +5.00 D，则属于高度远视。高度远视可能伴随小眼球、中心凹发育不良、视神经萎缩和调节性内斜等症状，依然需要看眼科医生进行详细的检查。

10. 儿童有散光正常吗?

大多数人（90% 以上）都有散光，但一般在 1.50 D 以内，所以如果儿童检查出有散光，请先不要惊慌。散光确实具有一定的遗传倾向，但也有部分儿童天生就有较高的散光（大于或等于 2.50 D），尽管其父母没有如此高的散光。当儿童检查出有大于 1.50 D 的散光时，一般建议给予配镜处理，有利于儿童的视觉发育。

11. 视网膜黄斑区的大致发育过程是怎样的？

胚胎第 3 个月时，黄斑开始出现，第 7 个月时形成中心凹。出生时视锥细胞尚未发育完全，出生后第 4 个月视网膜的各层沿着中心凹斜坡周围重新定位，中心小凹处仅留下视锥细胞核可见。黄斑区的各组成部分继续重新塑形，直到近 4 岁时黄斑的发育才基本完成。

12. 儿童不同阶段视力发育的标志有哪些？

（1）0～2 个月：出现瞳孔反应，偶见注视和追随现象，出现冲动性扫视样运动。眼位：向外偏斜多见，向内偏斜少见。

（2）2～6 个月：注视性质为中心注视，出现追随现象，存在精确的双眼平滑追随运动，单眼追随运动不对称。眼位：极少有向外偏斜，无向内偏斜，出现内斜应为异常。

（3）6 个月～2 岁：注视性质为中心注视，可有准确的平滑追随运动。眼位：正位。

（4）3～5 岁：正常视力下限为 0.5，Snellen 视力表两眼视力相差不超过两行。

（5）>5 岁：正常视力下限为 0.67，Snellen 视力表两眼视力相差不超过两行。

13. 婴幼儿有哪些常见眼病？

刚出生的婴幼儿要注意筛查是否有先天性白内障、视神经或视网膜发育不良、斜视、眼球震颤、新生儿结膜炎、新生儿青光眼、眼眶或眼睑肿物等常见新生儿眼病，这些都会严重影响其视觉正常发育，所以一定要及时就诊干预。

14. 什么是选择偏好实验？

选择偏好实验（foreced-choice preferential looking，FPL）是一种用于测量评估婴幼儿视力的方法，由于此阶段的婴幼儿还不会语言表达且配合度差，所以通过观察其对不同频率条纹的注视反应来大致评估其视力水平。

15. 婴幼儿太小不会指认视力表方向怎么办？

当婴幼儿不会指认视力表方向时，检查视力应与行为判断相结合，如其对光源或玩具的注视和追随运动，以及交替遮眼反应。若遮盖患儿一侧眼时，其表现如常，遮盖另一眼时则表现拒绝，试图避开遮盖，则表明拒绝遮盖一侧视力较对侧更好。

16. 什么是正视化"可操作的"屈光度范围？

虽然证据不够充分，但是有研究提示，对于6个月至1岁的婴幼儿，如果其远视大于+5.00 D或近视大于−3.00 D，则其将来成功正视化或接近正视化的可能性显著小于同年龄低度屈光不正的婴幼儿。这说明眼睛的正视化机制是有其能力上限的，一旦超出其"可操作的"范围，正视化的作用就会大大下降甚至没有。

（二）青少年

1. 什么是眼睛发育的正视化？

正视化是指眼睛各组成部分发育相互配合形成正视眼或接近正视眼的过程。简单来说，就是让远视朝正视发展，让中度、高度远视朝低度远视发展。这个过程受到基因和环境的控制和影响，其真正详细过程目前依然没有定论。根据研究，正视化主要发生在2岁以前，到5～7岁时，正视化会进入一个平台期。

2. 什么因素会影响眼睛的正视化过程？

有人认为正视化主要是一个被动过程，由基因决定其过程。也有人认为正视化主要是个主动过程，是眼睛在环境影响下，主动适应环境的过程。相关科研证据显示，至少有四个方面的因素会影响正视化：①健康的眼睛；②健康的环境（比如更多的户外活动而非长时间近距离的工作）；③"可操作的"屈光度范围（高度屈光不正可能超出了正视化的能力范围，几乎没有正视化的可能）；④完整的正视化机制。

3. 为何说眼睛的正视化是个被动过程？

研究显示，青少年近视的可能性与父母是否近视有明显的相关性，如果父母都为近视，其子女有40%～60%的可能性为近视，而如果父母都不近视，那么其子女只有8%的可能性为近视。这说明了遗传因素对青少年屈光性质的关键影响，正视化可能只是被动受基因调控而已。

4. 为何说眼睛的正视化是个主动过程？

动物实验证明，正镜片（用于模拟近视眼）有减缓眼轴增长的作用，而负镜片（用于模拟远视眼）有促进眼轴增长的作用。以上这类研究提示了视觉系统具有根据视网膜与模糊斑（平行光在非正视眼视网膜上形成模糊斑，而非聚焦成点像）之间的距离来主动调节眼轴生长而缩短此距离（即减小模糊斑）的能力。

5. 相较于其他种群，亚洲儿童、青少年近视比例更高吗？

研究表明，在 5～17 岁的儿童、青少年中近视比例最高的是亚洲人，其次是西班牙人、非洲人，比例最低的是白人。

6. 为什么青少年要多进行户外活动？

虽然近视的发展机制目前尚不清楚，但它受遗传和环境的影响是肯定的。有研究表明，每日 2 小时的户外活动，可以明显降低近视的发生概率。当然，增加了户外活动的时间，就会减少近距离用眼（如看书、看电视和看手机）的时间。

7. 青少年如何预防近视？

近视发生发展的具体机制至今仍然没有定论，但肯定包括先天基因和后天环境两大方面的影响。例如，父母近视的青少年，其近视发病率明显高于父母非近视的青少年。又如，足量的户外活动可以明显降低青少年的近视发病率。如果近视已经发生，可以通过阿托品、OK 镜、框架眼镜来控制其快速发展。总之，近视防控需要采取早介入、早发现、早干预的策略，这是一个任重道远的社会健康问题，须予以重视。

8. 为什么青少年体检要做色觉检查？

色觉正常对从事交通运输、美术、医学、化工等工作十分重要，并且色觉检查是就业、入学、服兵役等体检的必需项目。色觉异常包括先天性色觉异常和后天性色觉异常。先天性色觉异常生来辨色力差，并可能遗传给后代。后天性色觉异常为获得性色觉异常，与某些眼病、精神异常、颅脑病变、全身疾病及中毒有关，一般不遗传。若体检时发现色觉异常，须留意日后职业选择时不同工作对色觉的要求。

9. 什么是眼睛的扫视运动？

扫视运动是眼睛从一个注视点迅速转移到另一个注视点的眼球运动，可以使一个新出现的物体快速地落在中心凹上，以便最清晰地观察。眼睛可以主动地进行扫视运动，以便将注意力迅速地转移到重要的事物或感兴趣的事物上；当事物猝不及防地出现或发生时，扫视运动也可以被动地发生。

10. 通过了学校的视力检查，是否就能断定青少年视觉功能一切正常？

学校的眼健康筛查常常只是检查青少年的裸眼视力，若视力不达标，则暗示近视、弱视或高度的远视和散光。但如果视力达标，就一定意味着视功能一切正常吗？答案是否定的。比如存在视功能异常，或者间歇性外斜的儿童或青少年，其视力往往表现正常。所以，即使通过了学校的眼健康筛查，也依然有必要去医院进行完整而全面的眼健康检查，从小做好眼健康管理的档案记录。

（三）成年人

1. 为何成年人依然需要定期检查眼睛？

随着科技互联网的发展，人们越来越依赖电子产品，几乎所有的工作或日常活动都会用到手机或电脑，伴随而来的眼干或视疲劳发生率日趋上升。正确的做法是早检查、早干预并做好眼健康管理。除此以外，糖尿病、高血压等慢性疾病的发生率也不断上升，影响越来越多的人群，而这些系统性疾病也会损害眼睛的健康，所以同样需要早检查、早干预。

2. 成年人有哪些常见的眼病？

成年人常见眼病包括与年龄相关性黄斑变性、白内障、视网膜中央静脉堵塞、糖尿病视网膜病变、干眼、飞蚊症、青光眼、屈光不正、视网膜脱落和葡萄膜炎等。有些眼病是随系统性疾病伴发的，有些是原发于眼睛的疾病，但不管是哪一类，都需要及时就诊，避免进一步恶化。在眼健康管理的大趋势下，防患于未然，定期进行眼健康检查，建立病史档案，才是最利于眼睛健康的举措。

3. 成年人进行眼健康检查的意义是什么？

眼睛虽然只是身体很小的一部分，却是可以直接观察到血管和神经组织的地方。通过眼底视网膜血管的变化，医生可以对全身的血管状态进行评估。这些变化可能提示一些潜在的全身性疾病，甚至可以帮助眼科医生判断一些疾病的进程及预后。

4. 为何许多人没有进行眼健康检查？

虽然全面的眼健康检查对疾病的预防和治疗至关重要，但许多人依然忽视其必要性。常见的原因包括较贵的检查费用或缺少保险、没有定期体检的意识、交通不便、对医疗机构缺乏信任、对自己视力损害的低估或认识不全、错误地认为即使看医生也不能改善目前的状况及缺少眼健康相关知识的科普教育等。

（四）老年人

1. 老年人眼睛有哪些生理变化？

（1）随着年龄的增大，调节力的下降，人们开始出现看近或者阅读困难，也就是所说的"老花"。

（2）由于玻璃体液化，开始出现"飞蚊症"，特别是在亮环境下更为明显。

（3）泪液分泌量或质量下降，引起相应的"眼干"。

（4）对光、风、温度敏感或鼻泪管堵塞而导致溢泪。

（5）晶体老化，开始浑浊，导致白内障的产生。

（6）视网膜色素上皮功能失常，导致黄斑部的病变。

2. 老年人有哪些常见的眼病？

老年人常见眼病包括干眼症、与年龄相关性白内障、年龄相关性黄斑变性、视网膜血管病、糖尿病视网膜病变和高血压眼病等等。

·第二篇·
眼健康检查

一、技术检查

（一）病史采集

1. 病史采集时为什么需要询问职业？

因为不同的职业对眼睛使用的需求不同，比如会计的工作距离主要为长时间看近，司机的工作距离主要为长时间看远，老师的工作距离常为远近交替。

2. 病史采集时为什么需要询问近视家族史？

因为父母近视的孩子，其近视发生率显著高于父母不近视的同龄儿童。

（二）瞳距检查

1. 什么是瞳距？

瞳距是双眼瞳孔中心之间的距离，英文全称为 pupil distance，在验光配镜处方中的缩写为 PD，单位为 mm。瞳距分为远用瞳距、近用瞳距、双眼瞳距、单眼瞳距。

2. 检查瞳距有哪些方法？

最常见的是瞳距尺检查和瞳距仪检查。

3. 瞳距检查有什么作用？

许多视光学检查中需要使用相应瞳距的试镜架，或在综合验光仪中置入瞳距数值，框架眼镜定配加工时须根据瞳距移动镜片光学中心。

（三）主视眼检查

1. 什么是主视眼？

大多数人都有一个主视眼（左眼或者右眼），它在视力或空间定位功能上可能比另一眼发挥更大的作用。

2. 主视眼检查有什么作用？

验光配镜时，若双眼矫正视力相近，而又不能使双眼一样清晰时，常倾向于使主视眼更清晰。

（四）眼位检查

1. 常用的简易眼位检查的方法有哪些？

遮盖－去遮盖法、交替遮盖法、角膜映光法等。

2. 遮盖试验的目的是什么？

通过用遮盖－去遮盖和交替遮盖来判断眼睛是否存在眼位偏斜，以及偏斜属于隐斜视还是显斜视。

3. 遮盖－去遮盖与交替遮盖有什么区别？

交替遮盖可区分有无眼位偏斜；遮盖－去遮盖可区分眼位偏斜属于显斜视还是隐斜视。遮盖－去遮盖比交替遮盖更充分，所查的结果含显斜视和隐斜视两种成分，而交替遮盖法检查的结果仅含显斜视成分。

（五）眼球运动检查

检查眼球运动的目的是什么？

评价双眼协调运动的能力，排除眼肌麻痹，因为眼球共轭运动时得到的神经传导量是一致的。

（六）瞳孔反应检查

1. 瞳孔检查的目的是什么？

用来评价被检者瞳孔神经通路的传入和传出功能。通过瞳孔检查，可以发现虹膜、视神经通路、交感神经或副交感神经是否受损。

2. 瞳孔检查包括哪些内容？

包括瞳孔的大小、形状和位置，直接对光反射，间接对光反射，笔灯交替试验和视近反射。

3. 什么是 RAPD？

RAPD 是相对性传入瞳孔阻滞的英文缩写，是单侧或不对称的视网膜或视神经疾病导致的双眼瞳孔对光反射的不一致。笔灯摆动试验（swinging flashlight test）是用来诊断 RAPD 是否存在的手段，其通过在双眼间交替照射来观察双眼的对光反射是否一致。

4. 若双眼瞳孔大小不一致，是否就是不正常？

据观察发现，20% 的正常人群瞳孔直径差距达到 1 mm 及以上，这种差异在明暗环境中保持不变，是正常的生理性瞳孔不等大。

5. 什么是病理性瞳孔不等大？

即非生理性瞳孔不等，瞳孔大小差异在明暗环境中会变大或缩小（在亮环境中差异更大，或在暗环境中差异更大），常见疾病如动眼神经麻痹、埃迪强直性瞳孔（Adie's tonic pupil），以及 Horner's 综合征（Horner's syndrome）。

（七）色觉检查

1. 色盲看到的世界只有黑与白吗？

"色盲"这个词常常让人误以为色盲患者看不到颜色，而只能看到黑白而已。但其实并不是这样，大部分色盲患者只是对颜色的分辨不同于正常人，会把某一颜色误认为另一种颜色。

2. 人为什么会看见不同的颜色？

因为人眼有三种视锥细胞，分别感知红、蓝、绿三种颜色。三种视锥细胞对不同波长的可见光刺激产生不同的信号，这些信号组合在一起就形成了大脑"看到"的不同颜色。

3. 色盲会遗传吗？

色盲常常是遗传获得的，但有些视神经或大脑的损伤、部分眼病以及某些化学物质中毒也可以引起后天性色觉异常。虽然色觉异常不会逐渐加重，但会影响患者的日常生活。

4. 色盲检查有哪些方法？

色盲检查的方法包括假同色图（色盲本）检查、色相排列检查（FM－100，D－15）、色盲镜检查等。假同色图（色盲本）检查操作简单，是临床常用的色觉筛查方法，但不是十分精确；色相排列检查要求被检者将一系列打乱的相近颜色样品按要求排顺序，较为精确。

（八）立体视检查

1. 什么是立体视？

立体视即立体视觉，也称为深度觉，是感知物体立体形状及不同物体相互远近关系的能力。立体视是眼睛的高级视觉功能，要求左右眼能同时看见目标并独立成像，在大脑内把两个像融合为一个目标，在此基础上，通过左右眼看见的像存在微小水平视差而产生立体感，这是看 3D 电影的基础。

2. 立体视的检查方法有哪些？

临床上有多种检查方法，常见的有立体视觉图、立体视觉本、同视机检查等。

（九）简易视野检查

1. 正常的视野范围是多少？

由于单眼的视野范围受到视网膜大小和眼眶的限制，故其正常范围为：上方 60°，鼻侧 60°，下方 75°，颞侧 100°。黄斑区对应视野中央的 13°，中心凹对应视野中央的 3°。

2. 简易相对视野检查主要包括哪些？

（1）阿姆斯勒检查。

（2）中央指数检查。

（3）周边指数检查。

3. 哪些疾病会导致视野缺损？

导致视野缺损的原因有很多，常见的有青光眼、血管性疾病、肿瘤、视网膜疾病、视神经炎以及中毒。由于双眼视野重叠，以及可能从周边视野开始受损，患者常常不能自己察觉，所以需要去医院进行正规的检查。

（十）阿姆斯勒方格表检查

阿姆斯勒方格表检查的意义是什么？

常用来检查中心视野，表上方格相当于中心约 20°视野范围，尤其是对黄斑病变等起到很好的检测作用。

（十一）Worth 4-dot 检查

1. Worth 4-dot 检查有什么作用？

（1）检查有无抑制，以确定一级同时视。

（2）检查有无复视，以确定二级融像功能。

（3）判断主视眼的眼别和视网膜对应情况。

2. 哪些人群需要进行 Worth 4-dot 检查？

（1）矫正视力两眼相差三行及以上者。

（2）屈光参差者。

（3）弱视、斜视患者。

（4）有其他原因怀疑存在抑制或复视者。

（十二）调节功能检查

1. 什么是调节功能？

调节功能就是人眼调整屈光力以获得清晰成像的功能，相当于照相机的调焦功能，与聚散功能相互影响，都属于双眼视功能范畴。如果调节功能有问题，看近或看远将不能准确聚焦或不能持续准确聚焦在视网膜上，将影响成像的清晰度。

2. 调节功能检查包括哪些？

调节功能检查包括调节幅度、调节反应、正负相对调节、调节灵敏度检查。

（十三）聚散功能检查

1. 什么是聚散功能？

聚散功能是指双眼向着相反的方向运动，调整两眼间视线的夹角，使得双眼视线对准同一目标物，以达到清晰立体成像的功能。

2. 双眼聚散运动包括哪些方面？

聚散运动分为水平方向（双眼集合和散开）、垂直方向（一眼上转，另一眼下转）、旋转方向（双眼内旋和外旋），其中以水平方向的聚散运动最重要。

3. 聚散功能检查包括哪些？

聚散功能检查包括集合近点、融合范围、聚散灵活度检查。

（十四）三棱镜检查

1. 什么是三棱镜交替遮盖检查？

三棱镜交替遮盖检查是利用三棱镜的屈光力量和眼位的偏斜，从而测量隐斜和显斜两种偏斜总度数的检查，但不能把两部分斜视的度数分别表示出来。

2. 三棱镜交替遮盖检查有什么作用？

三棱镜交替遮盖检查经常用于斜视手术矫正之前，为手术设计提供眼球最大偏斜度数。隐斜和显斜两部分加起来，反映了眼外肌不平衡使眼球自然偏斜的最大程度，排除了融合功能的影响。

二、设备检查

（一）视力表检查

1. 为何要做视力检查？

视力是眼睛最重要的功能，通过视力检查可以判断被检查者视觉系统是否正常，是判断眼病治疗效果的重要指标，比如术后视力提高就是治疗效果好的一个重要指标；它也作为某些职业（驾驶员、飞行员）入门标准或指标。

2. 为什么有些视力检查是以 1.0 为正常，有些视力检查是以 5.0 为正常？

这是两个不同的视力记录方法，前者为"小数点记录法"，后者为"5 分记录法"。"小数点记录法"中的"1.0"等同于"5 分记录法"中的"5.0"。

3. 为何有时视力检查时要从一个小孔里看视力表？

小孔视力可以帮助判断视力下降是器质性眼病还是屈光不正所引起的。如果屈光介质、视网膜和视路都没有任何器质性疾病，被检眼的针孔视力将得到提高；如果视力下降不是光学原因引起的，则针孔视力不会提高甚至有可能降低。

（二）瞳距仪检查

为什么要做瞳距仪检查？

这是为测量眼睛两个瞳孔中心的距离。配镜时，需要将眼镜的光学中心对准瞳孔中心，避免不必要的棱镜效应及像差。

（三）电脑验光仪检查

1. 什么是电脑验光仪？

电脑验光属于客观验光法，其原理与视网膜检影法基本相同，采用红外线光源及自动雾视装置达到放松眼球调节的目的，采用光电技术及自动控制技术检查屈光度，能测出患者的屈光度数和散光的轴向。

2. 电脑验光仪的结果准确吗？

电脑验光仪的准确性受很多因素的影响，例如患者的头和眼配合不好，动来动去，眼注视验光仪内目标不够集中，以致放松调节不够。这将影响屈光力检查结果的准确性，甚至重复检查的度数差异较大。对儿童和屈光间质混浊的患者，电脑验光仪测试的误差较大，甚至不能检查出屈光度数。因此，电脑验光仪不能代替验光师检影及镜片矫正的技术，只是给人工验光提供有利的参考。

（四）检影镜检查

1. 什么是检影？

检影验光是使用检影镜，根据视网膜反射的光带运动情况，在一定工作距离增减镜片，客观确定被检者眼睛的远距离屈光状态，作为主观验光的起点的方法。

2. 什么时候需要用到检影镜？

当验光检查的患者欠合作或者电脑验光检查不出患者的屈光状态时，比如不配合的婴幼儿、白内障患者、圆锥角膜患者等，又需要检查出屈光状态的时候，就需要检影作为客观验光结果。

（五）综合验光仪检查

1. 综合验光仪是什么？

综合验光仪是一个多镜片的组合，可以让检查者在操作中简便地找到镜片或转换镜片。

2. 综合验光仪有什么作用？

常用于主观验光，也可以用于视功能检查，测量隐斜度、调节、集合等功能，帮助检查者方便快捷地完成检查。

（六）焦度计检查

焦度计有什么作用？

焦度计是测量镜片度数的一种仪器，常用于检查客人旧镜度数，或用于眼镜加工质检过程。

（七）角膜曲率计检查

角膜曲率计可以测量什么？

可以测量角膜前表面的曲率、屈光力，可以间接了解角膜前表面散光情况。

（八）角膜地形图仪检查

1. 角膜地形图仪由哪些部分组成？

（1）Placido 氏盘投射系统。

（2）实时图像监测系统。

（3）计算机图像处理系统。能够精确地分析整个角膜表面的形态和曲率的变化，可以系统地、客观地、精确地分析角膜形状。

2. 角膜地形图仪如何应用于临床？

（1）角膜接触镜验配。

（2）屈光手术术前检查。

（3）圆锥角膜的诊断。

也可以应用于其他眼病，常见的有眼外伤及手术后角膜表面不规则等。

（九）裂隙灯检查

1. 裂隙灯检查有什么意义？

主要用于评估眼前节的健康状况，可以清晰地观察到眼睑、结膜、巩膜、角膜、前房、虹膜、瞳孔区晶状体及前1/3玻璃体等眼前段组织的情况；也常用于隐形眼镜的验配。

2. 裂隙灯有哪些检查方法？

弥散照明法、直接焦点照明法、后部照明法、间接照明法、镜面反光照明法、角膜缘分光照明法。

3. 裂隙灯配合前置镜可以检查什么？

须散瞳检查，借助裂隙灯，观察到精确、倒置、广域、立体的图像，一般用于观察视网膜后极部。

4. 裂隙灯配合三面镜可以检查什么？

三面镜的3个反射镜的作用是观察周边视网膜，可检查周边部视网膜病变。3个反射镜和前表面所成的角度分别为59°、67°、75°。镜面斜度愈大（角度愈小），越能够看到眼底的周边部分。需要使用表麻药并与眼角膜接触。三面镜需要与裂隙灯显微镜配合使用观察眼底。检查过程中，检查者看到眼底的成像和实际位置的上下左右方向相反。

（十）直接眼底镜检查

1. 什么是直接眼底镜？

直接眼底镜的构造包括照明系统和观察系统，灯光由一小镜反射入被检眼内，检查者可通过装有可调节屈光不正的系列镜盘检查眼底，所见是放大16倍的正像。

2. 直接眼底镜如何应用于临床？

直接眼底镜能将眼底的像放大15～16倍，看到正像，它所能看见的眼底范围有限，但仪器成本低廉，具有迅速、方便、精确、无信息损失的优点，直接眼底镜检查是眼科常用的检查方法，在门诊就可以直接检查。

（十一）间接眼底镜检查

1. 什么是间接眼底镜？

间接眼底镜可通过瞳孔检查整个视网膜，可用于周边视网膜检查的选择，评估眼后段的健康情况。检查时充分散瞳，通过间接眼底镜所见是放大4倍的倒像，所见眼底范围大、立体感强，可同时看清眼底不在同一平面上的病变。

2. 间接眼底镜如何应用于临床？

利用巩膜压迫器，可用于检查极周边的眼底。其工作距离远，还可戴此镜在直视下做手术。

（十二）眼底照相机检查

1. 什么是眼底照相机？

眼底照相机采用当今先进的光机电一体化技术，集成了数字眼底数码影像采集及图像处理系统，能连续、实时、高质量地显示彩色眼底图像。

2. 眼底照相机如何应用于临床？

眼底照相机操作简便，无创数据全数码处理，实时完整地记录、储存于计算机中，随时可做图像处理、检查报告、图文编辑和生成病案的数据检索管理，能将病例图像资料刻录于光盘附于患者病例中，能辅助科研和教学。

（十三）IOL Master 光学生物测量仪检查

1. 什么是 IOL Master 光学生物测量仪？

IOL Master 光学生物测量仪是一种使用非接触技术的光学生物测量仪器，可以测量准分子激光近视手术（LASIK）后患者的 K 值，以计算人工晶体度数；同时精确测量患者的视轴长度、角膜曲率及前房深度。

2. IOL Master 光学生物测量仪的优点？

（1）高精确度。患者眼球轴长的测量是沿着视轴（visual axis）由泪膜（lachrymal film）表面测量至视网膜色素上皮（RPE）层的。

（2）非接触式。不会因为局部麻醉造成角膜的损伤，不须散瞳，不须压迫角膜,事先避免了交叉感染和角膜损伤的可能性。

(3)安全舒适。不须麻醉,步骤简单、快速,不会因为压迫角膜而引起患者不适。

(4)测量结果可重复性高。

(5)节省时间。三机一体的设计,可一次性测量角膜曲率、眼轴、前房深度、白到白(角膜直径),患者无须为测量所需数值移动不同仪器,且测量得到数值后,可立刻进行人工晶体度数计算。

(6)可让多位使用者共用,并可建立独立资料库。

(7)可以用于测量无晶体眼和人工晶体眼的病患。

3. IOL Master 光学生物测量仪如何应用于临床?

可精确测量眼轴长度,准确计算白内障手术人工晶体度数,是 A 超测量精确度的 100 倍。同时可测角膜曲率、前房深度、晶体厚度,有多种人工晶体度数计算公式。尤其适用于眼轴过长、过短的白内障手术人工晶体计算,准分子激光手术前检查等。

(十四)非接触眼压计检查

1. 什么是非接触眼压计?

非接触眼压计又叫气体眼压计,利用气流将角膜中央区 3.6 mm^2 的面积压平,微电脑根据角膜反射的光和压平所需时间测出眼压值。

2. 非接触眼压计是否会对眼睛造成伤害?

会有气流喷出,但喷出的气体只是一过性压平角膜,不会伤害眼睛。该眼压计无须表麻,可以避免接触导致的交叉感染,安全性高,在临床上应用较广。

(十五)手持式眼压计检查

1. 手持式眼压计有哪几种?

手持回弹式眼压计、手持式眼压笔。

2. 回弹式眼压计的优点是什么?

(1)便携,无须表麻。

(2)容易使用,无疼痛,患者接受度高。

（3）半接触，测量结果与 GAT 高度一致，最高可达 60 mmHg。

（4）可用于卧床患者、儿童，以及行动不便、配合意识差的患者。

（5）可用于角膜水肿、混浊或角膜表面不平等角膜病变者。

（6）采用可消毒探头，避免交叉感染。

（7）仪器无须校正。

（8）特别适合社区筛查和体检。

（十六）Goldmann 眼压检查

什么是 Goldmann 眼压计？

Goldmann 眼压计又称压平式眼压计，是眼压检查的金标准，安装在裂隙灯上使用。需使用表麻药，原理为用可变的重量压平一定面积的角膜，根据重量与角膜面积改变的关系判断眼压。

（十七）同视机检查

1. 什么是同视机？

同视机是光机电结合的、功能齐全的大型眼科光电仪器，能用来检查双眼视觉功能和斜视、弱视等眼科疾病，由主机、检查画片和其他附件组成。

2. 同视机有什么作用？

同视机在临床应用中兼具检查和治疗两个方面的作用：

（1）检查。①眼位检查，定量检测斜视角；②同时视检查；③融像检查；④立体视检查。

（2）治疗。①异常视网膜对应治疗；②融合异常治疗；③脱抑制治疗。

（十八）超声生物显微镜检查

超声生物显微镜检查是什么？

超声生物显微镜检查是利用超高频超声技术，观察眼前节断面图像的一种影像学检查装置，可用于观察角膜、房角、前房、后房、睫状体及前部视网膜脉络膜。

（十九）视野计检查

1. 视野计有哪些类型？

（1）平面视野计。以一块 1 m 或 2 m 的黑屏布为检查仪器，用于检测中心 30°的动态视野。

（2）弧形视野计。以半径 33 mm、180°的弧形板为检查仪器，是简单的动态周边视野计。

（3）Goldmann 视野计。半径 33 cm 的半球形视屏投光式视野计，可用于定量检查，但所需检查时间较长。

（4）自动视野计。电脑控制的静态定量视野计，能对多次随诊的视野进行统计学分析，提示视野缺损进展。

2. 视野计检查有什么作用？

视野计检查用于测定眼球视野，发现视野变化，为诊断和跟踪随访主要的致盲眼病提供重要信息，在眼科疾病的诊断和治疗中起着举足轻重的作用，是常用于诊断和监测青光眼以及其他视觉、视神经疾病的基本方法。

（二十）眼底光学相干断层扫描（OCT）检查

1. 什么是眼底光学相干断层扫描检查？

OCT 是一种对组织断层微细结构具有高分辨率的光学影像技术，是 20 世纪 90 年代才应用于临床的一种新型医学检测手段，类似于雷达探测器工作原理。它无须接触眼球，即可对眼底结构做断面扫描，得到清晰的视网膜脉络膜各层图像。

2. 有哪些情况需要做眼底光学相干断层扫描检查？

（1）黄斑裂孔。

（2）视网膜黄斑前膜及玻璃体牵拉。

（3）糖尿病视网膜病变（DR）。

（4）老年性黄斑病变（AMD）。

（5）视网膜血管阻塞性疾病。

（6）中心性浆液性视网膜脉络膜病变。

（7）青光眼的眼底改变。

（8）视网膜脉络膜炎症病变等。

·第三篇·
眼健康问题评估

一、常见功能性眼病

（一）屈光不正

1. 什么是屈光不正？

当眼处于完全放松状态时，外界的平行光线经眼的屈光系统后，不能在视网膜黄斑中心凹聚焦，而在视网膜前或后聚焦，此时人眼看远处物体模糊，这种屈光状态称为屈光不正。屈光不正包括近视、远视、散光。屈光不正是光学和解剖因素交互的结果，并受遗传和环境因素的影响。

2. 正视眼、远视眼和近视眼在眼睛里成像的区别？

眼睛调节放松的情况下，正视眼成像在视网膜上，近视眼成像于视网膜前，远视眼成像于视网膜后，如图 3-1 所示。

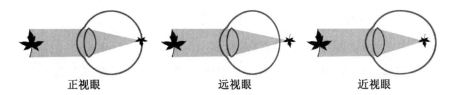

正视眼　　　　　　远视眼　　　　　　近视眼

图 3-1　正视眼、远视眼和近视眼在眼睛里的不同成像

注：图片由吴枫绘制。

3. 屈光不正的矫治方法有哪些？

（1）光学矫正。常见方法为戴框架眼镜、角膜接触镜（隐形眼镜）等，以达到视远清晰的作用。

（2）角膜塑形术。通过镜片的机械压迫和按摩作用，达到压平角膜中央形状的效果，起到暂时减低近视度数的作用，使之视远清晰，但对眼睛屈光度数有一定要求（角膜塑形镜往往只适用于中低度近视）。

（3）手术治疗。手术治疗分两大类：一类是角膜屈光手术，常见为飞秒手术，通过切削角膜以降低角膜原有屈光力进而改变全眼屈光状态，以达到视远清晰的目的；另一类是眼内屈光手术，在眼内加入一片人工晶体或替换原有晶体，从而改变全眼屈光状态，以达到视远清晰的目的，但对眼角膜健康情况有一定要求。

（二）近视

1. 什么是近视？

近视是人眼总屈光力相对于正常眼轴长度过大的一种屈光不正，即在人眼调节静止完全放松的状态下，外界的平行光线（一般认为来自 5 米以外）经眼球屈光系统折射后聚焦在视网膜之前。大部分近视为轴性近视，较少部分为屈光性近视。在我国，近视的发病率高达 55%，且每年以较高的速度增长。

2. 近视分为哪几类？

（1）轻度近视：小于或等于 300 度的近视。

（2）中度近视：大于 300 度小于等于 600 度的近视。

（3）高度近视：大于 600 度的近视。

3. 什么是假性近视？如何判断？

当眼睛在进行长时间近距离工作后，眼的调节功能因为持续紧张而无法在短时间内完全放松，此时会出现类似近视的症状——看远处时感觉视觉模糊，但睫状肌麻痹后验光又呈现正视或远视状态，称之为假性近视。假性近视一般为近视发生发展的初期阶段，因此要特别注意。

4. 近视的发生和加深受到哪些因素影响？

近视的发病机理非常复杂，虽然目前的科学家还没有完全提示近视发生、加深的确切机制，但研究已经明确：近视发生既有遗传因素的作用，也有环境因素的作用，对于绝大部分青少年而言，环境因素是近视发生和加深的关键。

（1）遗传因素。可以根据父母是否近视来判断，父母近视的小孩更容易发生近视。

（2）环境因素。包括两个方面：一是近视发生的危险因素，长时间近距离工作是近视发生的危险因素，近距离工作包括阅读、写作业、看电视、使用手机和其他电子产品等；另一个是近视的保护因素，充足的户外活动、科学合理的用眼习惯是预防近视发生的保护因素。

5. 正视眼、低度近视眼、高度近视眼看世界有什么不同？

正视眼看世界：清晰，丝毫毕现；低度近视眼看世界：细节已经开始丢失；高度近视眼看世界：细节混沌，只能识别一个轮廓，如图3-2所示。

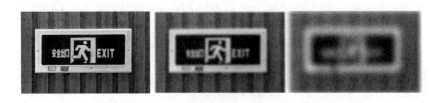

图 3-2　正视眼、低度近视眼、高度近视眼看到的不同世界

注：图片由吴枫绘制。

6. 近视眼为什么视远模糊视近清楚？

从光路图上来解释，如图3-3所示。视远时，光线为平行光线，入眼后汇聚在视网膜前，视网膜上是模糊的像斑而不是清晰的焦点，所以看得模糊；视近时，光线为会聚光线，会聚光线入眼后会聚在视网膜上成焦点，所以看得清晰。

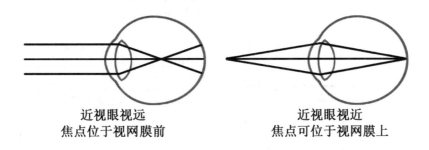

近视眼视远　　　　　　　　　近视眼视近
焦点位于视网膜前　　　　　焦点可位于视网膜上

图 3-3　近视眼光路图

注：图片由吴枫绘制。

7. 近视的发展会导致眼轴发生哪些变化?

近视发病机理复杂,影响因素很多。近视的发生和加深会导致眼轴变长。眼睛过度地近距离工作或长期不注重用眼卫生会导致视网膜光学信号的偏移和紊乱,从而触动一系列的人体生化反应,使得眼球的巩膜重塑,最终导致眼轴变长,形成近视。

8. 除遗传和近距离用眼外,还有哪些可能导致近视的因素?

钝伤可诱发近视,但多在 1 个月内恢复;有毒物质如有机磷农药可引起近视反应;多种药物如磺胺类、利尿类、四环素等可诱发近视;糖尿病性近视;当人在高空注视四周空虚的视野时,由于缺乏正常环境中的视觉刺激,会引起空间近视;等等。

9. 近视有哪些日常表现?

(1)远距离视物模糊,近距离视力好,不自觉地靠近视物。

(2)随着近视发展,远视力越来越差,注视远处物体时喜眯眼,出现歪头、斜眼等代偿头位和动作。

(3)近视度数较高者,除了远视力极差,常伴有夜间视力差、飞蚊症、眼前漂浮物等症状。

(4)看近少用调节,容易出现外隐斜以及视疲劳症状。

10. 近视矫治的基本原则是什么?

准确地验光后确定近视度数,利用凹透镜对光线的发散原理,选用合适的凹镜使进入眼球的平行光线先散开,再通过眼内屈光介质聚焦,使焦点从视网膜前移动到视网膜上,如图 3-4 所示。

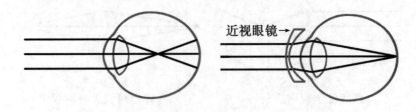

图 3-4　近视矫正的基本原则

注:图片由吴枫绘制。

11.　近视屈光检查结果可以直接用作配镜处方吗?

不建议,屈光检查结果是被检眼睛在最放松时的最低负镜度,这个屈光状态是最清晰的,但不是最合适的,因此在确定处方时,还要根据被检查者的使用情况和实际需求等诸多因素去进行调整,基本原则是保证最佳矫正视力的同时让患者感觉舒适和用眼持久。

12.　为什么有些高度近视患者的矫正视力达不到 1.0?

有两个原因:一是这部分患者高度近视,引起了视网膜的病理性损伤,如 Fuchs 斑和视神经萎缩等,这种情况通常归类于病理性近视;二是高度数的框架矫正镜片带来的缩小效应,导致看到的小视标缩小成黑点而无法辨认。

13.　从矫正效果上看,高度近视患者选择哪类光学矫正方法比较好?

该类患者若眼部状况允许,选择硬性角膜接触镜的矫正效果比较好。这是因为高度数的框架矫正镜片自身是度数很高的凹透镜,其缩小效应较大,而隐形眼镜的缩小效应较小,戴隐形眼镜矫正时患者的远距最佳视力可能会更高;而且隐形眼镜相对于框架眼镜可以提供更大的视野,硬性角膜接触镜透氧率高,戴之更能维持角膜健康。

14.　高度近视为什么容易导致眼底改变?

高度近视眼由于眼球增长,但眼底视网膜和脉络膜不能相应地变长,因此眼球和眼底会发生一系列改变:眼球后部的巩膜变得薄弱,眼底视网膜和脉络膜弥漫性萎缩和周边视网膜变性,玻璃体发生液化或后脱离。并且在外力作用下或玻璃体牵引下,眼底视网膜容易形成裂孔。

15.　屈光性近视和轴性近视各是什么?

(1)屈光性近视。眼轴正常或基本在正常范围内,眼各屈光成分异常或各成分间组合异常导致眼球整体屈光力增强,使得平行光线入眼后聚焦于眼视网膜前。这种近视有一时性的,也有永久性质的。

(2)轴性近视。眼各屈光成分基本正常,眼轴延长使得平行光线入眼后聚焦于视网膜前。大多数近视都属于此类。

16.　近视能恢复或者治愈吗?

近视一旦形成就无法逆转,目前技术无法根治。就像青少年的身高一样，只会长高，不会变矮。虽然可以通过激光近视手术提高视力，不需要戴眼镜，但激光近视手术不是近视的根治手术，手术只是改变了角膜的屈光力，无法改变近视引起的眼睛的病理性变化。如果不积极防控近视，发展成高度近视后，成年时做激光近视手术的难度也会加大。尽管近视一旦形成就无法逆转，也没有根治办法，但是采用科学合理的方法，可以在一定程度上防止近视过快加深；对于未近视者，也可以防止或最大可能地延迟近视的出现。

17. 近视有可能引起哪些并发症?

近视加深的本质就是眼轴逐渐变长，眼球内组织在这个过程中容易遭到破坏。近视度数越高，眼轴就越长，眼球可能损伤得越厉害。比如玻璃体出现变性导致"飞蚊症"，视网膜变薄出现裂孔，甚至脱落。科学研究发现，近视人群出现白内障、青光眼、视网膜脱离、眼底出血等严重的致盲性眼病的概率是正常人的数十倍。近年来，中学生因高度近视而视网膜脱离的现象也并不罕见。

18. 常见的矫正近视视力的方法有哪些?

（1）戴框架眼镜。戴框架眼镜矫正视力是中小学生最安全有效的视力矫正方式。

（2）戴隐形眼镜（角膜接触镜）。角膜接触镜可以促使角膜形态逐渐合理化，通过改变角膜弧度矫正屈光不正来提高视力。角膜接触镜戴在眼角膜表面，消除了球面相差，使物象不仅在黄斑部形成清晰聚焦，而且在更大范围的眼底形成清晰聚焦，从而消除了离焦性近视造成的眼轴加长，使近视的进展得到控制。

（3）做角膜屈光手术。青少年的眼睛处于发育状态，近视度数尚不稳定，不适宜采取这种方法进行视力矫正。做角膜屈光手术可以提高大部分近视患者的视力。但有些近视，特别是高度近视会导致其他并发症。在这种情况下，做角膜屈光手术的效果并不好。

（4）低浓度阿托品滴眼液。阿托品控制近视的研究成为近期热点，推测其原理是阻断胆碱能节后纤维支配的效应器，解除瞳孔括约肌和睫状肌痉挛；还可影响细胞内多巴胺等神经递质释放，从而影响视网膜信号传导，控制眼发育有关因素，但最终确定的作用机制尚未可知。长期规律使用阿托品滴眼液可以有效控制近视进展，但停药后会有不同程度的副作用，0.01% 低浓度阿托品滴眼液副作用不明显。

19. 戴眼镜会使近视越戴越深吗?

近视的加深并不是因为戴眼镜，而是因为长时间近距离工作和户外活动时间不足。相反，如果视力下降而未及时矫正，长期疲劳用眼，近视加深的速度往往会更快。戴合适的眼镜可以矫正视力，并防控近视的进展。

20. 戴眼镜会使眼球突出吗?

许多人觉得近视戴眼镜会引起眼球变形突出，导致一部分近视者不愿意戴准确度数的眼镜。事实上，是近视加深、眼轴增长导致部分人眼睛变形突出，而非戴眼镜所致。近视增长是因为眼睛变形突出，而不合适的眼镜恰恰更易导致视疲劳，促进近视加深。

21. 近视是否一定要配眼镜?

不一定。假性近视不需要戴眼镜，只要找出让眼睛调节紧张的原因，让眼睛放松下来就行。−0.5 D（即日常说的 50 度近视）以下的单纯近视大部分情况下不需要配眼镜。但这也不是绝对的，要看具体情况，比如孩子个子高，坐在教室最后一排上课，则低度近视可能也需要佩戴眼镜；否则看不清黑板时，孩子会养成眯眼歪头看东西的习惯，使近视发展得更快。

22. 眼镜是经常戴着好还是看不清的时候戴好?

当近视度数较低时，如 −2.50 D（即日常说的 250 度近视）以内，可看远处时戴眼镜，阅读、书写、使用手机电脑等近距离工作时不戴眼镜。若为中高度近视，则建议全天戴眼镜。当然，具体情况具体分析，对于一些眼部有其他问题的人，戴镜方法也会因此改变。

23. 什么是高度近视?

高度近视是指近视度数大于 600 度，伴有眼轴延长，眼底视网膜和脉络膜萎缩等退行性病变的屈光不正，又称为变性性近视或病理性近视。

24. 高度近视的并发症有哪些？有什么危害？

高度近视患者随近视度数的增加，伴有眼轴的进行性增长，眼底随之可能出现一系列退行性改变，如后巩膜葡萄肿、近视弧形斑、黄斑出血、漆裂纹、Fuchs 斑、玻璃体液化及后脱离、视网膜周边格子样变性、黄斑裂孔、视网膜脱离等。如果未及时治疗或治疗不当，可能造成视力严重损害甚至失明。

25. 什么是高度近视后巩膜葡萄肿？

高度近视患者随着眼轴增长，眼球后极部会向后扩张，该区明显凹下，巩膜连同葡萄膜一起状如葡萄的紫黑色向后膨出。根据膨出范围不同，分为部分巩膜葡萄肿和全巩膜葡萄肿，一般伴有后极部脉络膜的萎缩。患者应定期进行 B 超检查，以监测后巩膜葡萄肿的进展情况。

26. 高度近视的患者眼底为何会呈现豹纹状？

高度近视患者的眼轴进行性增长，眼底视网膜及脉络膜毛细血管层萎缩变薄，致使脉络膜大血管层裸露，呈现为豹纹状眼底改变。这是高度近视的标志性眼底改变之一。

27. 高度近视视网膜弧形斑是什么，对视力的影响大吗？

视网膜弧形斑是高度近视最常见的眼底改变，主要临床表现为伴随着视网膜色素上皮层及脉络膜的萎缩，眼底镜下可见视乳头颞侧的脉络膜萎缩弧，有时萎缩弧会环绕视乳头一周，甚至可达黄斑区。一般情况下，近视弧如不侵及黄斑，对视力影响不大；若侵及黄斑，则视力将严重下降。

28. 什么是高度近视视网膜漆裂纹？

漆裂纹是高度近视 Bruch 膜最典型的病变，主要表现为随着高度近视眼轴的增长，Bruch 膜出现变性及线样破裂，Bruch 膜裂开的同时牵拉其下的脉络膜毛细血管破裂出血，出血进入 Bruch 膜和视网膜色素上皮之间，随着出血时间的延长、出血的吸收及 Bruch 膜破裂处视网膜色素上皮的萎缩，逐渐形成一条黄白色条纹。漆裂纹多发生于后极部，大部分发生在后巩膜葡萄肿的基础上。

29. 高度近视黄斑为何会出血? 它有什么表现?

高度近视黄斑出血主要分为两类:一类是单纯性高度近视黄斑出血,主要是在新的漆裂纹形成的过程中,Bruch 膜破裂并牵拉其下的脉络膜毛细血管破裂出血所致;另一类是黄斑区形成脉络膜新生血管,而新生血管脆性较高,容易破裂,造成黄斑出血。患者主要表现为远近视力不同程度下降、视物变形及中心暗点等。

30. 高度近视视网膜的 Fuchs 斑是什么?

Fuchs 斑是由于高度近视患者眼轴增长及视网膜向后膨出而出现的一种黑色或黑褐色近圆形微隆起斑,一般多位于后极部,尤其是中心凹及附近,四周可有出血。

31. 高度近视的玻璃体为什么会出现液化及后脱离?

高度近视患者随着眼轴的进行性增长,玻璃体的生化水平会发生一定的改变,导致玻璃体的液化与浑浊,而持续的玻璃体液化与纤维变性将牵拉后部玻璃体而导致玻璃体皮质与视网膜的内界膜分离,称为玻璃体后脱离。

32. 什么是高度近视视网膜周边格子样变性? 该如何处理?

视网膜格子样变性是临床上较常见的周边视网膜变性。据统计,高度近视患者格子样变性的发病率达33%,其典型特征为圆形、椭圆形或线形视网膜变薄区,病变边缘通常可见玻璃体视网膜黏连。另外,病变区表面有分支的白线、色素改变及小的萎缩性裂孔。部分视网膜周边格子样变性的患者可考虑进行预防性激光光凝。

33. 什么是高度近视黄斑裂孔?

黄斑是人眼视觉最敏锐的区域,高度近视黄斑裂孔是指患者眼轴进行性增长造成眼底退行性改变而使黄斑部视网膜内界膜至感光细胞层发生的组织缺损。

34. 高度近视是如何造成视网膜脱离的? 它会致盲吗?

视网膜脱离是高度近视严重的并发症,其发生主要包括三个方面原因:①高度近视患者随着近视度数的增加,眼轴进行性增长,而人眼的视网膜在成熟后其面积是固定的,随着眼球外壁即巩膜的扩张,视网膜被拉得越来越薄，而薄的视网膜容易出现裂孔，从而引起孔源性视网膜脱离。②高度近视患者容易出现周边视网膜格子样变性，变性区变薄、萎缩及出现裂孔等可能，引起视网膜脱离。另外高度近视患者也可能出现玻璃体液化及玻璃体后脱离等，对视网膜产生一定的牵拉作用，易引起视网膜脱离。③高度近视形成后巩膜葡萄肿，使视网膜受到多方向的牵引力，而视网膜前膜或黄斑前膜也将对视网膜形成牵拉。以上一种或多种原因均可能引起高度近视患者视网膜脱离，一旦发生，需要及时、有效地进行治疗。否则将出现严重的不可逆性视力损害甚至致盲。

35. 高度近视性白内障是怎么形成的？该如何处理？

高度近视患者眼内营养代谢及血液循环障碍，使晶体囊膜通透性逐渐发生改变，晶体由于长期代谢失常出现变性而逐渐发生浑浊，产生并发性白内障，引起视力下降。手术治疗是白内障最有效的治疗方法，但高度近视性白内障患者由于眼底普遍较差，易出现并发症，因此，建议详细检查眼底后再决定是否进行手术治疗。

36. 什么是高度近视性弱视？

患者在视觉发育早期，尤其是幼年时期，由于高度近视引起视物不清而得不到有效的视觉刺激，影响视觉发育，致使其视力低于该年龄段应该达到的水平，称为高度近视性弱视。高度近视性弱视危害性较大，具体表现为：①多为难治性或重度弱视；②在弱视治疗的过程中，近视度数易增加；③高度近视为不可逆性改变；④高度近视易出现并发症，存在致盲性。

37. 高度近视患者出现哪些表现时需要马上就诊？

（1）眼前飞蚊明显加重或出现黑影飘动。

（2）眼前出现闪光感。

（3）单眼或双眼视力突然下降。

（4）视物扭曲或变形。

（5）眼前视野被部分遮挡。

（6）眼前有红光闪烁等。

38. 高度近视患者应定期做哪些眼健康检查?

高度近视患者在进行眼健康检查时,需要进行裂隙灯眼表检查、全面眼底检查、眼压检查、屈光检查、双眼视功能检查、眼轴长度检查、角膜地形图检查及光学相干断层扫描 OCT 检查。

39. 日常生活中该如何预防高度近视?

(1)高度近视为常染色体隐性遗传。优生优育,尽量避免父母双方均为高度近视,减少遗传因素至关重要。

(2)鼓励孩子养成良好用眼习惯。控制近距离作业及手机、平板电脑等手持电子产品的使用时间,多参加户外活动,多在视野开阔处极目远眺。

(3)及时进行科学、有效的视力矫正。对于已发生近视者,需要及时进行科学、有效的视力矫正,并定期检查视力,近视程度加深时需要重新验光配镜。

40. 高度近视的日常护理有哪些?

(1)避免剧烈运动。高度近视患者由于眼轴进行性增长,视网膜变薄,其黏附性降低,平时应尽量避免剧烈运动,如高台跳水、垂直过山车等,以防出现视网膜脱离。

(2)高度近视患者应常规戴眼镜。可选择框架眼镜或隐形眼镜,很多家长对眼镜存在偏见,认为越戴越深,其实这种看法是错误的,合适的眼镜可以帮助患者进行有效的视力矫正,减轻眼部疲劳,从而缓解近视的加深。

(3)养成良好的用眼习惯。高度近视患者应养成良好的用眼习惯,严格控制近距离用眼时间,做到劳逸结合。

(三)远视

1. 什么是远视?

远视是各种原因导致的眼球的眼轴相对较短或眼球屈光成分的屈光力下降。绝大部分远视是生理性远视,而一部分因各种疾病因素影响而形成的远视称为病理性远视,如眼内肿瘤、视网膜脱离、扁平角膜、无晶状体眼等。从光学的定义讲,远视是当调节放松时,平行光线进入眼内后在视网膜之后形成焦点，外界物体在视网膜上不能形成清晰的影像。

2. 为什么有些儿童散瞳后远视度数比散瞳前更高了？

由于儿童的调节能力较强，常常可以通过调节力来代偿相应的远视度数，所以散瞳放松调节后才会显露其真正的远视度数，这也是儿童及青少年常常需要散瞳验光的原因。

3. 高度远视是否更容易引起斜视？

是的。有研究显示，对中高度远视（大于 +3.50 D）的婴幼儿，如果不对其远视予以纠正，那么他们 4 岁时发生斜视的概率是低度远视婴幼儿的 13 倍。还有研究显示，先天性内斜与高度远视有着较强的相关性，即高度远视的婴幼儿伴随先天性内斜的概率大大增加。

4. 为什么远视眼易引发调节性内斜视？

由远视引起的调节性内斜视多发生在婴幼儿时期。有明显远视的患者中，该年龄段患者调节幅度大，可以通过调节达到清晰成像的目的。远视者未进行屈光矫正时，为了获得清晰视力，在视远时开始使用调节，视近时使用更多的调节，调节与集合是联动的，从而产生内隐斜或内斜视。

5. 远视度数会像近视度数一样随年龄增长吗？

并不会。低度远视常常由于正视化而逐渐减少，甚至可能发展为近视。而中高度远视（大于 +3.50 D）下降幅度常常较小，直至青少年期都可能依然是远视状态。

6. 远视和"老花眼"都用正球镜矫正，那么它们是一回事吗？

并不是。远视是放松调节时的屈光状态，而"老花眼"是人到了 40 岁，眼睛调节力开始下降，不足以满足视近调节需求的一种正常现象。虽然两者都使用正球镜予以矫正或帮助，但不是同一概念。

7. 双眼远视并且视力都为 1.0，是否不用戴眼镜？

如果视功能各方面正常，那么确实可以暂时不用配眼镜矫正。但如果出现了双眼视功能异常、视疲劳、斜视或者视近困难的情况，那么就需要根据医嘱予以配镜矫正。至于是全矫还是部分矫正，则须根据个人情况而定，不可一概而论。

8. 为何大部分远视配镜度数低于散瞳验光度数？

儿童幼时常常是远视状态，所以远视配镜处方常常减去一定度数，使其处于"生理性远视状态"，可能会更好地促进其眼睛正视化发育。对于成年人，尤其是 35 岁以下且初次配镜的患者，适当减低远视度数配镜是为了其更好地适应佩戴。如给予散瞳度数全矫或减少量偏小，患者初次戴镜常常会有不适，表现为"视物不如以前清晰"。

9. 远视分哪些类型？

（1）轴性远视。多是眼轴过短造成的，短眼轴是人类发育的一个阶段，刚出生的婴儿眼轴约为 16 mm，但随着年龄的增长，眼轴会逐渐增长到正常成人的 24 mm。若发育不良，眼轴每短 1 mm，就会产生约 3 D 的远视。

（2）屈光性远视。眼轴长度基本正常，但是眼内屈光成分异常。屈光性远视又可分为两种：①曲率性远视：角膜、晶状体等曲率较正常低；②指数性远视：房水或者玻璃体等的屈光指数（折射率）低于正常。

10. 远视按度数如何分类？

（1）低度远视：$\leqslant +3.00\ D$。该范围的远视者在年轻时能在视远时使用调节进行代偿，步入中老年期前远视力一般不受影响。

（2）中度远视：$> +3.00\ D$ 且 $\leqslant +5.00\ D$。视力及视觉的发育受影响的可能较大，并伴有不适或疲劳症状，过度使用调节还会出现内斜视。

（3）高度远视：$> +5.00\ D$。远近视力及视觉发育基本均受影响，调节性内斜视出现概率更高。

11. 远视按调节状态如何分类？

（1）隐性远视：没有使用散瞳药物，在验光过程中，不会被发现的远视。随着年龄的增长，隐性远视会逐渐转变为显性远视。

（2）显性远视：小瞳验光下，矫正至最佳视力时表现出来的最大正镜度的远视。

（3）全远视：总的远视量，显性远视和隐性远视的总和，散瞳验光时所表现的远视量。

（4）绝对性远视：调节无法代偿的远视，只能通过正镜片矫正，等于小瞳验光下矫正至最佳视力的最小正镜度。

（5）随意性远视：被自身调节掩盖，但在小瞳验光过程中可以被放松发现的远视，是显性远视和绝对性远视的差值。

不同调节状态下的远视的关系如图 3-5 所示。

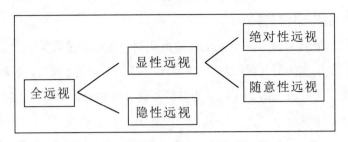

图 3-5　不同调节状态下的远视的关系

12. 低中度远视人群在不同年龄视力的变化是什么样的？

（1）6 岁以内（学龄前）。因为调节幅度大，近距离阅读需求较少，低中度远视者一般无任何症状，通常是在体检时发现，或伴有调节性内斜而被发现。

（2）6～22 岁（学龄期）。近距离阅读需求增大，阅读量增加，开始出现视觉症状。

（3）23～40 岁。随着年龄增长，调节幅度逐渐下降，近距离阅读时出现眼酸、头痛等视疲劳症状，部分患者老视症状提前出现。

（4）40 岁以上。调节幅度进一步下降，远视者的远近视力均不同程度下降。远视者不仅需要近距离阅读，还需要远距离远视矫正。

13. 远视与弱视有何关系？

远视性弱视一般发生在高度远视且未给予适当矫正的儿童中，是由于无法获得清晰的视觉刺激，神经视觉系统发育受到影响而引发的。这类弱视可以通过检查及早发现，并给予适当光学矫正，同时，结合实际情况给予适当视觉训练，可以达到良好的治疗效果。该类型弱视易合并调节性内斜视，在开具处方时要注意对屈光检查结果的调整，做到具体情况具体分析。

14. 远视眼应如何矫正?

远视患者的视力并不完全受远视度数的影响，患者适应情况各不相同，是否伴有斜视等问题也要考虑在内，需要在医生或专业验光师的指导下，在验光结果上做一些调整，具体情况具体分析。一般建议如下:

（1）0～6岁（学龄前）。远视即使达2～3 D都不一定需要矫正，除非患儿出现视力发育或双眼视功能异常，并影响到日常学习生活。

（2）6～22岁（学龄期）。如果存在视觉症状，可给予正镜片保守矫正，须做适当减量，配合试戴，在利于适应的前提下给予最高的正镜度。

（3）23～40岁（青壮年期）。屈光状态基本稳定，远距离可给予正镜片矫正（可以适度减量），近距离建议全矫。

（4）40岁以上（中老年期）。患者逐渐出现老视，远距离给予正镜片矫正（可以少许减量），近距离则须近附加。

（5）内斜：建议全矫，部分还需要近附加。

（6）外斜：部分矫正，最佳视力最小正镜度数。

（四）散光

1. 什么是散光?

人类的眼睛并不是完美的，如果角膜或晶体在某一角度的弧度较弯，而另一些角度较扁平，光线便不能准确地聚焦在视网膜上，这种情况便称为散光。光路图如图3-6所示。

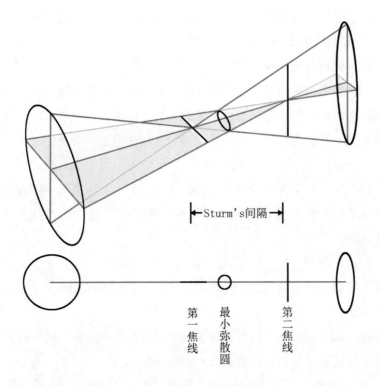

|←Sturm's间隔→|

第一焦线　最小弥散圆　第二焦线

图3-6　散光的光路图

注：图片由吴枫绘制。

2. 有散光正常吗?

严格意义上来说，即使正常的生理状态，眼球各屈光成分每条径线上的屈光力也不尽相同，因此现实生活中大部分人都有散光；所以散光是很常见的，不需要闻散色变。轻微的散光（≤0.50 D）对视力无明显影响，一般不予矫正，但度数较高的散光，对视力和视力的发育就会产生较大的影响和危害。

3. 散光有什么症状?

散光导致视物不清，使裸眼视力下降，患者常表现出"眯眼"或偏头视物的行为；散光亦可引起眼睛不适或头痛。大多数人都有一定程度的散光（通常≤1.50 D），轻微的散光（≤0.50 D）通常并不影响视力，也不需要治疗。当散光合并近视或远视时，会加重患者视物不清的程度。

4. 散光是遗传所致还是天生的?

散光通常都是天生的,但没有遗传特性。形成散光的原因有很多,如角膜和晶体曲率的不对称、各屈光成分在眼轴上的不对称排列、屈光指数的改变以及眼轴长度的变化等。高度散光主要来源于角膜曲率的异常。

5. 散光是否会随年龄变化?

会的。正常人出生后一般表现为顺规散光,但角膜上微量的顺规散光通常会被晶体的逆规散光平衡。随着年龄增大,眼睑压力增大,顺规散光量会有增加趋势。至老年时,眼睑松弛,逐渐变为逆规散光,所以青少年多顺规散光,老人多逆规散光。

6. 什么是病理性散光?

即病变导致角膜曲率发生改变的散光,如圆锥角膜、肿瘤等。这类散光对视力的危害非常大。

7. 为什么有些白内障或糖尿病患者以前没有散光,现在有了散光?

白内障或糖尿病患者的晶状体通常在不同部位发生不规则的屈光指数改变,如晶体有些部分形成白内障,或因糖尿病形成晶体内渗透压改变,从而引起散光。

8. 眼内有哪些因素可影响散光?

(1)晶体位置的偏斜。每$9°$可导致0.50 D的散光,晶体半脱位多合并偏斜易引起散光。

(2)视网膜的倾斜。如高度近视眼形成的后葡萄膜肿,如果其定点和中心凹不一致,导致物像偏斜,可引起高度近视散光。

(3)视网膜脱离手术后的手术填压也可造成视网膜倾斜,进而引起散光。

9. 规则和不规则散光各是什么?

眼的最大屈光力和最小屈光力的子午线相差$90°$,为规则散光;眼的最大屈光力和最小屈光力的子午线相差不等于$90°$,为不规则散光。大部分人的散光是规则的,不规则散光通常是由继发性的改变引起的,如角膜钝挫伤、晶体悬韧带缺损、圆锥角膜、白内障手术等。

10. 散光按轴位如何分类?（以下散光性质均为近视性散光）

（1）散光轴位在 180°±30°（0°～30°，150°～180°）方向上是规则散光中的顺规散光，顺规散光配镜较容易适应。

（2）散光轴位在 90°±30°（60°～120°）方向上是规则散光中的逆规散光，逆规散光配镜后易产生头晕等不适感，较难适应。

（3）散光轴位在 30°～60°或 120°～150°方向上是规则散光中的斜轴散光，斜轴散光配镜易产生视物变形感，导致头晕等不适，最难适应。

11. 检查发现有较低度数的散光，为何不戴眼镜也看得清？如何处理?

某些患者的散光较低，相应形成的最小弥散圆也较小，尽管人不能通过调节消除散光，但相对容易通过调节把最小弥散圆成像于视网膜上，从而改善视力。此时患者感觉不戴眼镜也能看清，但持续的眼部调节易导致眼睛疲劳。对于这些患者，首先判断散光是否会影响其视力发育，有则必须戴镜，若无，处理方法则有所不同。对于不需要长期视远看清的患者，如户外工作者，可根据其意愿配镜;对于需要长期视远看清的人群，如学生，建议佩戴眼镜，以防止眼睛疲劳导致近视发生、发展。

12. 有些散光为何眯眼就可以看清？还需要戴眼镜吗?

此类散光应为较高度数的顺规散光。有较高度数的顺规散光的人常常会表现出一种固定性的眯眼和皱眉的表情，原因主要是患者在眯眼时睑裂高度减小形成裂隙片效应，从而提高视力，但仍建议佩戴眼镜。长期眯眼的同时，眼睛也在动用调节，持续调节会导致视疲劳。其次，眯眼虽能提高视力，但无法让人眼的视力达到最佳。若幼儿有较高度散光而未矫正，发育阶段视物不清，则很容易导致弱视。

13. 低度数的逆规和斜轴散光为什么比顺规散光对视力影响更大?

和顺规散光不同，一般较小度数的逆规（斜轴）散光就会导致视力明显下降，所以小度数也要矫正。逆规或斜轴散光比较难适应，较之顺规散光，初戴镜时需要更长的适应时间。若患者表现出高度数的斜轴散光量或者斜轴散光量在快速增加，则要注意圆锥角膜的可能性。

14. 新旧处方散光轴位发生了较大偏差，该如何处理？

对于这种患者，要适当将处方轴位向患者可以适应的方向调整。对于年轻患者，调节性好，较易适应；对于老年患者，其适应性差，其轴位的调整要特别谨慎。在调整过程中，改变轴向，一般其度数也要相应调整。

15. 散光患者该如何选择角膜接触镜？

若患者符合角膜接触镜佩戴的适应证，可采用硬性透氧性接触镜（RGP）进行矫正，RGP可在镜片和角膜间形成泪液镜，中和大部分角膜散光，从而达到理想的矫正目的。

16. 角膜外伤导致散光，该如何选择矫正方式？

角膜外伤比较容易造成不规则散光，这种散光的测量和矫正均比较困难，建议通过佩戴RGP以矫正，其产生的泪液镜可以弥补角膜表面的不规则形态，以重新获取光滑的屈光前表面。

17. 散光患者裸眼看视力表时，为什么有的方向辨认容易，有的方向辨认困难？

散光是眼球在不同方向上对光线的偏折程度不一样而引起的。散光眼对光线的折射就像橄榄球一样，有些方向偏折比较大，有些方向偏折比较小，因此成像无法成为一个点，患者看视力表就可能出现有些方向比较容易辨认，有些方向比较难辨认的现象。患者无论视远视近，视力都会受影响，严重时会有重影。

（五）屈光参差

1. 什么是屈光参差？

双眼在一条或两条子午线上的屈光力存在差异，差异≥1 D时，称为屈光参差。当参差量<1 D时，我们称之为生理性参差。根据全国儿童弱视斜视防治学组（1985年）试行诊断标准，两眼屈光度数球镜差异≥1.50 D或者柱镜差异≥1.00 D者，为病理性屈光参差。

2. 屈光参差的病因是什么?

(1) 发育因素。眼球发育过程中,如双眼正视化的程度产生差异,就可能引起屈光参差。

(2) 先天因素。出生时双眼眼轴发育不平衡,或者屈光状态不一致。

(3) 外界因素。眼外伤、眼部手术(白内障手术、角膜移植术)等可造成后天屈光参差。

3. 屈光参差易导致哪些视觉问题?

(1) 视疲劳。双眼的清晰度不等和成像大小不等,使双眼融像发生困难,容易引起视疲劳。若屈光参差太大,可能导致差眼抑制,视疲劳反而不明显。

(2) 视功能障碍。一般认为,人眼可以耐受双眼视网膜影像差别最大不超过 5%,即双眼屈光参差 2.50 D。若超过这个限度,双眼融像困难,则可能产生复视或单眼抑制,并影响立体视功能。

(3) 斜视。如屈光参差明显、长期单眼抑制可导致差眼的废用性斜视。

(4) 弱视。双眼屈光参差度数较大时,差眼常处于视觉模糊状态。如果视觉发育早期得不到合理治疗,容易因被抑制而导致屈光参差性弱视。

(5) 交替注视。当其中一眼接近正视,另一眼为 - 2.50 D 左右近视时,可能出现视远时用一只眼,视近时用另一只眼的交替用眼现象。

4. 屈光参差患者有立体视吗? 为什么这类患者易出现视疲劳症状?

有些屈光参差的患者可以融像,产生立体视,但大多靠调节来维持。由于双眼的调节作用是同时且等量的,因此为了使一只眼像清晰,就会影响到另一只眼的清晰度,产生矛盾,造成视疲劳。

5. 儿童屈光参差应如何处理?

儿童屈光参差应该全矫正,以保证视网膜上成像清晰,尽可能刺激双眼视功能,防止弱视或抑制的发生。屈光参差导致的任何程度的弱视，矫正应该做到尽快，以防止错过最佳弱视治疗期，矫正方法有框架眼镜、接触镜或近视矫正手术。

6. 成人屈光参差应如何处理？

一般鼓励矫正，有些患者先天屈光参差未矫正，导致没有正常双眼视，可部分矫正。对于出现视疲劳和眼外肌不平衡而导致的斜视，应该鼓励全矫。若不能接受全矫，可以通过降低度数以适应。无法接受像差的，建议使用不等像眼镜或角膜接触镜矫正。

（六）老视

1. 什么是老视？

随着年龄增长，眼调节能力逐渐下降，从而引起患者出现视近困难等症状，以致在近距离工作中，必须在其屈光不正矫正的基础上附加凸透镜才能有清晰的近视力，这种现象称为老视或老花。老视是一种正常的生理现象，不是病理状态，也不属于屈光不正，是人们步入中老年后必然出现的视觉问题。

2. 老视的出现和哪些因素有关？

老视的发生和发展与年龄有直接关系，但其症状发生的时间以及严重程度还与以下因素有关：

（1）用眼习惯。工作距离越近，需要的调节需求就越大，因此从事近距离工作的人容易出现老视的症状，他们比从事远距离工作的人出现老视要早。

（2）地理因素。温度对晶状体有影响，生活在温度较高地区的人较早出现老视，如生活在赤道附近的人出现老视就比较早。

（3）药物因素。长期服用胰岛素、抗焦虑药、抗抑郁药、抗精神病药等患者，老视出现比较早。

3. 怎样帮助老视者视近清晰舒适？

老视的出现是眼调节不足造成的。当人视近时所使用的调节力小于调节幅度一半时，才能感觉舒适并持久注视用眼；而所需的调节力大于调节幅度一半时，则可能出现老视症状。如用眼距离 40 cm，则阅读时需要的调节力为 2.50 D。若要舒适用眼，必须有两倍以上的调节幅度即 5.00 D，才不容易出现疲劳症状。当老视者调节幅度不能达到调节需求的两倍时，使用正球镜近附加可以帮其满足调节需求，使其视近清晰舒适。

4. 为什么有些近视者不需要戴老视镜也能看清近处？

低中度近视患者在屈光未矫正的情况下视近时，若视清物体所需的调节量与自己本身的近视度数恰好相近，相互中和，只需要很少的调节力甚至不需要调节就能看清近处。高度近视需要把阅读距离降到极近距离才能清晰阅读，因此还是需要佩戴老视镜（低度数近视镜）。

5. 框架老视镜有哪些种类？

佩戴框架老视镜以补偿调节不足，是最经典有效的矫正老视的方法。根据镜片设计的不同，框架老视眼镜又分为单光镜、双光镜和渐进多焦镜三种。

6. 老视者佩戴单光镜有哪些优缺点？

单光镜适用于视近、视远切换频率低的老视者使用。

（1）优点：价格便宜，对镜片生产加工要求低。

（2）缺点：只可以用于一定距离的近工作，使用时欠方便。

7. 老视者佩戴双光镜有哪些优缺点？

（1）优点：双光镜矫正老视是将两种不同的屈光力整合在一个镜片上，使患者可以在同一个镜片上，只需要进行远用区、近用区切换就可以视远视近清楚，较方便。

（2）缺点：由于镜片的两个区域存在陡然不同的屈光力，所以双光镜片存在像跳和像移的光学缺陷，外观上也比较容易暴露年龄。

8. 老视者佩戴渐进镜有哪些优缺点？

（1）优点：老视患者的首选矫正方法。它可以同时满足老视者看远距离、中等距离、近距离清楚的要求，是较理想的老视矫正眼镜，并且可以避免跳像现象，对所有距离物体都有一个清晰而连续的视觉。整个镜面看起来像普通单光眼镜，平滑美观，不暴露年龄。

（2）缺点：镜片两侧有像差，使用时需要改变一些用眼习惯，须练习从视远区、过渡区、视近区分别视物。眼球水平运动减少，用头位运动代替。中近距离视野较小，价格较贵。

9. 手术可以治疗老视吗?

老视的手术治疗可以分为两大类：一是为了矫正老视而开展的手术，包括角膜激光手术、射频传导性热角膜成形术和巩膜扩张术；二是在进行老年性白内障或其他眼内屈光手术时，利用现代晶状体技术改善老视。

(七) 视疲劳和电脑视觉综合征

1. 什么是视疲劳?

视疲劳是双眼视功能异常、屈光不正、干眼等各种病因，使得人眼视物时超过其视觉功能所能承载的负荷，导致用眼后出现视觉障碍、眼部不适或伴有全身症状等，以致不能正常进行近距离工作的一组症候群。

2. 视疲劳有哪些症状?

视疲劳以患者主观症状为主，眼或者全身因素与精神心理因素相互交织，因此，它并非独立的眼病导致的视觉障碍问题，例如：

(1) 眼部有灼热的感觉，困倦欲睡。

(2) 眼内发痒、干燥、不舒适，眼睑呆滞沉重。

(3) 视力大大减退，甚至看不清文字。

(4) 有时怕光、流泪、衰老疼痛等。

(5) 经常有轻度的结膜充血或慢性结膜炎发作。

(6) 反复发生睑腺炎、睑板腺囊肿。

(7) 头晕目眩、食欲不振、记忆力减退、焦虑，甚至恶心、呕吐反酸等。

(8) 如果视疲劳症状严重，还会引起头痛，眼睑或面部肌肉抽搐痉挛，甚至引起消化不良等。

3. 视疲劳可否通过眼药水治疗?

有些类型的视疲劳，如干眼引起的视疲劳或调节过度等，可通过眼药水来缓解；但有很多视疲劳不是眼药水所能缓解的，比如屈光不正、视功能问题等；也有部分视疲劳除了使用眼药水，还需要配合其他方式的治疗。建议不要滥用眼药水，有些眼药水的成分长期使用会对眼睛造成伤害，最好是到眼科医院进行病因筛查，在医生指导下使用合适的眼药水。

4. 导致视疲劳的原因有哪些？

由于病因不同，视疲劳的类型也有很多，主要归纳为三个方面。

（1）眼部因素。①屈光不正未矫正或未给予准确矫正；②双眼视功能异常；③高度屈光参差；④老视未经合理矫正且长时间近距离工作；⑤某些眼病，如结膜炎、上睑下垂或者干眼等；⑥眼科手术术后，如角膜屈光手术、白内障手术、青光眼手术和斜视手术等。

（2）环境因素。工作和生活环境中的各种光线与色觉异常刺激，包括照明不足致对比度下降、照明过强致眩光和光辐射，以及色觉搭配失调或异常等都可能引起视疲劳，最典型的就是电脑视觉（手机、电脑、电视等）综合征。

（3）精神、心理和全身因素。精神和心理状态及某些全身因素与视疲劳的发生密切相关，精神压力大、神经衰弱或有神经官能症的人更易视疲劳。此外，某些特殊时期（月经期、怀孕期、哺乳期、更年期）也可能出现。

5. 视疲劳会对眼睛造成什么影响？

对青少年而言，眼睛长期处于疲劳状态，容易导致睫状肌痉挛，初期会假性近视，严重时发展为真性近视或近视持续快速加深。对成年人而言，眼球发育已经完善，但长期疲劳用眼，近视仍会发展，老视提早发生，干眼更严重。

6. 发现视疲劳该怎么办？

消除视疲劳应针对具体原因来解决，最好前往专科医院进行眼部及全身性疾病的排查，以便对症下药。

（1）矫正屈光不正。对于各种原配镜不准确或尚未屈光矫正的患者，须进行医学验光，佩戴合适的眼镜，减少调节性疲劳以及维持调节与集合的平衡。

（2）视功能训练或手术。怀疑双眼视功能异常者，须先矫正屈光不正，再进行详细的视功能检查，检查其调节、集合、融合等各方面功能是否正常，根据其检查结果建议进行相应的视功能训练。眼外肌肌力异常者如训练无效，则考虑手术矫治。

7.　如何预防视疲劳?

（1）注意用眼，看书、手机、电脑 40～50 分钟后向远眺望 5～10 分钟，光线既不能太亮，也不能太暗；不在黑暗中看手机、电脑，要有柔和稳定的背景光；避免使用光线不稳定的灯光，或不在光线不断变化的环境中久留。

（2）平时要保证充足的睡眠，劳逸结合，饮食均衡，并进行适量的户外活动。

（3）保持室内湿度，视疲劳的人易眼干，干眼易加剧视疲劳。

（4）眼睛不适时，要及时去医院找眼科医生规范诊治。

8.　什么是电脑视觉综合征?

电脑视觉综合征是长时间近距离操作电脑或从事电脑相关工作而引起的影响眼和身心健康的一系列综合征，包括眼部、全身及精神症状。电脑视觉综合征中的眼部症状常表现为视疲劳。

9.　电脑视觉综合征有哪些病因?

（1）视频显示终端，如电脑显示器、电视机、手机、电子游戏机等。

（2）工作条件与工作姿势不当。

（3）工作环境。

（4）用眼习惯。

（5）操作者本身的屈光状态，如未戴合适的近用眼镜、屈光参差等。

（6）双眼视和调节功能障碍，即双眼视功能异常。

（7）眼部疾病及全身因素，如干眼、眼睑炎和睑板腺炎等。

10.　电子产品的显示器如何影响电脑视觉综合征?

电子产品的显示器是导致电脑视觉综合征发生的最重要因素。显示器放置的位置和高度不适，显示器视屏闪烁，字符变换，亮度、对比度和分辨率不佳，图像质量差，字体细小、摇摆不定和移动迅速等，都使人眼需要付出更多的调节和聚散运动才能看清目标，且物体在眼内的成像较小且模糊，长时间注视容易出现视疲劳。另外，显示器本身发出的光线或反射周围的光线，构成了操作者视野内局部的强光，即眩光现象，可使眼睛难以聚焦及维持双眼视，出现暂时的视力障碍和眼部不适。

11. 工作条件和工作姿势如何影响电脑视觉综合征?

（1）工作台、座椅与操作者身材不适。虽然很多电脑桌是专业设计的，有与之相配套的坐椅，但是不一定适合所有操作者的体型和身材。当操作者长时间工作时，手臂及关节一直处于悬空状态，造成手臂肌肉和关节酸痛。

（2）输入设备不尽合理。计算机键盘和鼠标在最初设计时，只注重其输入数据的方便，而忽略了键盘键位的不合理、键盘摆放的位置或高或低、鼠标不称手等问题。长时间使用会引起操作者手腕麻木或手腕关节扭曲、肩部酸痛等。

（3）人体姿势问题。文稿、键盘以及显示器屏幕的距离和位置不当会诱发不正确的姿势。身体长时间保持不动，处于挺腰弯腿、两臂前伸和手指不停按键等一系列强制性姿势，会使肩膀及背部紧张甚至僵硬，易造成身体疲劳感。另外，座椅的软靠背也使一些操作者的坐姿不正确，造成腰部肌肉酸痛。

12. 工作环境如何影响电脑视觉综合征?

许多办公室为封闭式结构，并使用空调系统，室内空气流通缓慢、干燥。很多操作者长时间处于空调环境中，增加了泪液的蒸发。另外，室内通风不良，空气污浊，粉尘较多，干燥的角结膜更易受到各种刺激的伤害，引起眼部不适。

13. 用眼习惯如何影响电脑视觉综合征?

（1）用眼负荷过大。操作者长时间不间断地注视显示器屏幕，为获得清晰的视觉效果，眼球内外的肌肉需要维持一定的张力，并且不停地做细微的调节和聚散的调整，以保证视线始终追随着目标，眼球运动负荷增加，如此长时间近距离用眼，如不及时休息放松，可引起眼肌疲劳。

（2）用眼习惯不良、过度注视。当人眼注视较小的文字或图像时，眨眼频率降低，有时眨眼不完全，泪膜保护功能不佳。眼球长时间暴露在空气中，使水分蒸发过快。如果显示器屏幕高于操作者视线，眼球向上看时，须睁大眼睛，角结膜暴露面积增大，泪液蒸发量增多，干眼症状便会加重。

14. 哪些人群更容易发生电脑视觉综合征？

电脑视觉综合征在计算机操作者人群中普遍存在，在美国，电脑视觉综合征的患病率在计算机操作者人群中占 70%～75%。电脑视觉综合征的发病率与国家的发达程度和电脑、网络的普及率成正相关。此外，还与以下因素有关：

（1）性别。女性比男性更易感。

（2）精神状态。在操作电脑过程中，精神压力大的患者比同等条件的其他患者更易主观感觉到眼部不适。有时这些患者的自觉症状和实际眼部器质性病变不成比例，且难以通过药物或矫正消除，属于神经性视疲劳。

（3）隐形眼镜。长时间戴隐形眼镜或隐形眼镜戴不当会增加泪膜的不稳定性，加大角膜与泪膜间的摩擦，促进操作者眼部干燥症状的发生。

15. 电脑视觉综合征有哪些症状表现？

（1）眼部症状。①干眼症状：眼干涩、眼球胀痛、眼部发痒、烧灼感、异物感等。②视疲劳症状：视物模糊、视力下降、复视、视物不能持久、文稿在屏幕上移动等。

（2）全身及精神症状。头痛、头晕、恶心、食欲减退、嗜睡、注意力不集中、理解力下降等；颈、肩、腰、背部酸痛，四肢和手指关节麻木等。

（八）非斜视性双眼视功能异常

1. 什么是双眼视功能？

外界物体的光线进入人的双眼后，在左右眼视网膜上形成不同的影像，经大脑将重合区域影像融合后，才能形成功能丰富的高级双眼视觉系统。日常生活工作中，我们在不同情况下要维持清晰舒适的视觉，需要调节、聚散、融合、立体视等双眼视功能的参与。

2. 为什么需要进行双眼视功能检查？

双眼视功能的正确评估不仅能为科学配镜提供依据，更能帮助屈光不正且伴有调节、集合异常等双眼视功能障碍的人群解决烦恼，也可为未成年人的近视防控提供更多的依据。

3. 什么是隐斜视？

隐斜视是隐性的眼睛位置偏斜，当双眼注视同一物体时不会出现偏斜，但当双眼的融像被破坏时就会显现出来。

4. 隐斜视与斜视有什么区别？

隐斜视是双眼的融像被破坏时才会显现出来的眼位偏斜，当双眼同时注视时并不会出现。斜视是显性的眼位偏斜，无论双眼是否同时注视都会显现出来。

5. 隐斜视有哪些类别？

隐斜视分为水平方向、垂直方向和旋转方向。水平方向的隐斜分为内隐斜和外隐斜，垂直方向的隐斜分为上隐斜和下隐斜，旋转方向的隐斜分为内旋隐斜和外旋隐斜。

6. 什么是复视？

斜视时，双眼不能同时将视线对准注视物体，也就是注视的目标物成像在其中一只眼视野的中心，但成像在另一只眼视野的其他位置，这个信息传递到大脑，在双眼视野中就会出现两个注视目标物，这种现象称为复视。

7. 非斜视性双眼视功能异常包括哪些基本类型？

（1）调节不足。

（2）调节过度。

（3）调节灵活度不足。

（4）调节疲劳。

（5）基础性内隐斜（或称单纯性内隐斜）。

（6）基础性外隐斜（或称单纯性外隐斜）。

（7）集合不足。

（8）集合过度。

（9）散开不足。

（10）散开过度。

（11）融像性聚散异常。

8. 调节不足可能出现哪些症状?

调节不足是指调节幅度低于相应年龄所应具备的水平，会出现如下三个症状。

（1）视疲劳。视近不能持久、复视、眼干、畏光、流泪等。

（2）视物模糊。尤以视近明显，阅读时速度变慢或感觉文字在页面上浮动。

（3）全身症状。头痛、颈部僵硬、全身乏力等。

9. 调节灵活度不足可能出现哪些症状?

调节灵活度不足是指调节灵活度测量结果明显下降，会出现如下三个症状。

（1）视物模糊。常表现为视近工作后视远不清。

（2）聚焦困难。看不同距离物体时难以迅速看清。

（3）视疲劳。视近工作时间长时明显。

10. 调节过度可能出现哪些症状?

调节过度是指调节超前，患者使用的调节量较实际需求量大，会出现如下三个症状。

（1）视物模糊。主要表现为视远不清或视力不稳定。

（2）视疲劳。视近工作时间长时明显。

（3）眼痛、头痛，阅读时精神不能集中。

11. 调节疲劳可能出现哪些症状?

调节疲劳常表现为阅读初期视力正常，随着阅读时间延长，视力下降，阅读变模糊。

12. 基础性外隐斜可能出现哪些症状？

视远或视近都有可能出现视物模糊、视疲劳、头痛、复视。

13. 基础性内隐斜可能出现哪些症状？

基础性内隐斜的症状表现与基础性外隐斜相似，均为视物模糊、视疲劳、头痛、复视，但症状是否出现及症状的严重程度与用眼需求有关。

14. 集合不足可能出现哪些症状？

（1）视近模糊，或出现重影。

（2）聚焦困难。阅读串行，阅读速度慢，重复读同一行字，感觉文字移动、跳动、游动或在纸面上漂浮。

（3）视疲劳。视近时眼痛、眼酸、眼球牵拉感。

（4）全身症状。头痛、困乏、注意力不集中、记忆困难等。

15. 集合过度可能出现哪些症状？

短时间阅读后出现视疲劳和头痛，视近时视力模糊甚至复视，避免视近可不出现症状。近距离工作越多，症状越明显。

16. 散开不足和散开过度可能出现哪些症状？

散开不足和散开过度的症状类似，通常都与视远相关，视远时出现间歇性复视、视物模糊、眼胀、头晕头痛、从远到近聚焦困难等，视近可无症状。

17. 什么是不等像？

不等像是指同一物体在双眼大脑皮层成像的大小不等，它可由光学因素（屈光参差）或神经因素引起。临床上，1 D 的屈光参差会导致约1%大小的不等像。

18. 不等像会产生什么影响？

出现临床上显著不等像（≥2%）的患病率为 1%～3.5%，常见症状包括视疲劳、头痛、畏光、阅读困难、立体视觉变差、重影、头晕等，少见空间扭曲。症状多由中等程度（1%～5%）的不等像引起，太严重的不等像会导致单眼抑制或双眼融像破裂。

19. 双眼视功能异常通常如何处理？

双眼视功能异常临床处理方法有多种，以非手术治疗为主，治疗目的是缓解症状和改进视觉功能，基本方法有四个方面。

（1）屈光矫正，即验配合适度数的眼镜。

（2）在患者本身屈光度的基础上根据病情调整配镜处方，附加正镜或负镜。

（3）在所配眼镜中加入合适的棱镜。

（4）进行视觉训练。

二、常见器质性眼病

（一）眼表疾病

1. 什么是麦粒肿？

睑腺炎俗称麦粒肿，在部分地区又叫作"针眼"，是眼睑腺体的急性化脓性炎症，多数为金黄色葡萄球菌感染引起，与不良的卫生习惯、劳累有关。其中，发生在睫毛毛囊附属皮脂腺的为外麦粒肿，发生在睑板腺的为内麦粒肿。其表现为眼睑局部红肿、疼痛，数日后会在皮肤面或结膜面出现黄色脓点。早期应局部用敏感抗生素和眼膏，冷敷眼睑，脓肿形成后改为热敷，脓肿变软、触诊有波动感时可切开、引流脓液。

2. 什么是霰粒肿？

睑板腺囊肿俗称霰粒肿，是睑板腺内脂质分泌物积存，在眼睑局部引发的慢性肉芽肿性炎症，表现为眼睑单个或多个圆形、固定、质韧肿块，可有轻度压迫感或异物感，无明显疼痛不适。小的囊肿可经过局部热敷、应用糖皮质激素类药物后自行吸收，大的囊肿无法自行消退的，可进行手术刮除。睑板腺囊肿可反复发生，对于在眼睑同一位置、长期多次发生且形态不典型的中老年患者，应将刮除物进行病理检查，排除恶性肿瘤。

3. 什么是倒睫?

正常人上下眼睑睫毛向前、向外生长,异常的睫毛向眼球方向生长,即倒睫。由于睫毛摩擦角膜、结膜,损伤上皮,患者可出现异物感、刺痛、畏光、流泪等不适症状,进而可继发感染引起结膜炎和角膜炎,危及视力。少数倒睫可用无菌镊子拔除,或通过电倒睫破坏睫毛毛囊,避免倒睫再生。如为眼睑内翻或内眦赘皮引起的,需要到专业医院进行手术矫正。

4. 上眼皮抬不高,总是扬着眉毛怎么办?

自出生起就发生的单眼或双眼上眼睑抬不起来,与早晨或晚间、疲劳、张口无明显关系的,为先天性的上睑下垂;在张口或咀嚼时眼睛可以睁大,为 Marcus-Gunn 综合征;外伤、沙眼或某些全身疾病引起的为后天性上睑下垂;在晚间或疲劳时出现,休息后眼皮可以抬起的,可能为重症肌无力引起,应到神经内科进行排查。先天性的上睑下垂遮盖瞳孔或影响外观的,可进行手术矫正;后天性上睑下垂继发于其他疾病的,应针对病因进行治疗。

5. 什么是内眦赘皮?

内眦赘皮是遮盖内眦部垂直的半月形皮肤皱襞,可遮盖泪阜,常见于小儿双眼,与小儿颅骨和鼻骨发育不全有关,通常无须治疗。由于内眦赘皮遮盖泪阜和部分鼻侧球结膜,患儿可能会被误认为双眼内斜,应注意鉴别。

6. 什么是睑外翻?

睑外翻指睑缘向外翻转离开眼球,严重者可暴露睑结膜,或伴有眼睑闭合不全。根据病因可分为三类。

(1)瘢痕性睑外翻。通常由眼睑皮肤瘢痕牵拉引起。

(2)老年性睑外翻。老年人眼轮匝肌、外眦韧带及皮肤松弛,重力作用下可出现下睑外翻。

(3)麻痹性睑外翻。面神经麻痹,眼轮匝肌收缩功能下降,重力作用下可出现下睑外翻。患者可出现干涩、刺痛、溢泪等症状,必要时应手术治疗。

7. 什么是睑缘炎?

睑缘炎是发生在睑缘、睫毛根部毛囊及附属腺的亚急性或慢性感染性炎症,根据病变表现及位置不同可分为三类。

(1)鳞屑性睑缘炎。表现为睫毛根部及睑缘有上皮及鳞屑附着,睑缘充血,可见脂样分泌物,无溃疡或化脓。

(2)溃疡性睑缘炎。顾名思义,在睫毛根部及睑缘皮肤有脓点及结痂,去除痂皮后可见浅溃疡,可引起睫毛脱落,不可再生。

(3)眦部睑缘炎。主要发生双眼外眦皮肤充血、糜烂,可见白色泡沫样分泌物。睑缘炎常表现为睑缘或外眦痒、痛、红肿、分泌物,须注意睑缘清洁,使用敏感抗生素治疗。眦部睑缘炎应注意补充维生素 B。

8. 什么是眼睑闭合不全?

眼睑闭合不全又称为"兔眼",指闭眼时上下眼睑不能完全闭合,从而部分眼球暴露在外,可引起角膜结膜干燥损伤,出现眼部干涩、异物感、刺痛,可继发感染引起角膜结膜炎。常见于面神经麻痹、甲状腺相关眼病、深度昏迷及眼眶肿瘤引起的眼球突出等,可局部用药保护眼表,严重时需要手术治疗。

9. 什么是眼睑黄色瘤?

眼睑黄色瘤多发于中老年人,双眼上睑内侧皮肤形成圆形或椭圆形黄色扁平隆起,质软,病理提示为皮下脂质沉积引起。高血脂或有糖尿病的患者发生率较普通人高。影响外观者可手术切除。

10. 什么是新生儿溢泪?

胎儿期鼻泪管出口处有一层薄膜组织,这层膜在出生后 3 周可自行破裂。少数新生儿鼻泪管的膜状组织较厚或鼻泪管先天狭窄、鼻中隔偏曲等,会引起泪道阻塞,表现为溢泪症状。新生儿家长可在清洁双手后,从泪囊上部向鼻泪管下口的方向轻轻按摩,以促使鼻泪管开口处的残膜破裂,必要时可进行泪道冲洗或探通。

11. 什么是新生儿泪囊炎?

新生儿泪囊炎常发生于鼻泪管不通的情况下,泪液长期积存在泪囊中，继发细菌感染。其表现为患眼分泌物增多，挤压泪囊区可观察到泪点有分泌物溢出。可予敏感抗生素点眼，用药前先挤压排空泪囊内的分泌物以便药物进入。每日从泪囊上部向鼻泪管下口的方向轻轻按摩，以促使鼻泪管开口处的残膜破裂，必要时可进行泪道冲洗或探通。

12. 慢性泪囊炎有什么危害?

慢性泪囊炎一般发生于鼻泪管阻塞的患者中，泪液和细菌潴留在泪囊内，不断刺激泪囊内壁引起慢性感染性炎症，常并发慢性结膜炎。其表现为溢泪、结膜充血、分泌物增多，挤压泪囊区有大量黏液脓性分泌物从泪点溢出。慢性泪囊炎作为一个眼部慢性感染的病灶，会不断排出带有大量细菌的分泌物，使结膜囊长期处于感染状态，除了造成患者出现不适症状外，在眼球外伤或进行眼内手术时可引发眼内感染，发生眼内炎，应积极治疗。

13. 引起干眼的原因有哪些?

干眼，又称角结膜干燥症，任何原因引起的泪液质或者量下降，或泪液动力学异常导致泪膜稳定性下降，引起眼部不适或眼表组织病变，都可以引起干眼。干眼病的病因复杂且相互影响。美国干眼小组将干眼分为泪液生成不足和蒸发过强两种，也有学者根据泪液成分将其分为水样液缺乏、黏蛋白缺乏、脂质缺乏以及泪液动力学异常等原因引起的干眼。许多干眼患者是多种因素并存，应注意鉴别，以便予以针对性治疗。

14. 什么是干燥综合征?

干燥综合征又称 Sjogren 综合征，是一种累及全身多系统的疾病，在干眼的基础上伴有口干、关节炎等表现，多见于女性。该病属于自身免疫疾病，自身免疫性的炎症造成泪腺组织结构和功能被破坏，从而引起干眼的表现。

15. 什么是睑板腺功能障碍?

睑板腺功能障碍是蒸发过强型干眼的主要原因，在油性皮肤和中老年人群中多见。睑板腺分泌的脂质构成发生变化，导致细菌繁殖、脂质黏度增加及腺口栓塞、泪膜稳定性下降，使患者出现眼部干涩、痒、刺激、异物感等不适。清洁后热敷眼睑可以软化睑板腺分泌物，挤压睑板促进分泌物排出，局部应用抗生素及抗炎药物，必要时口服多西环素治疗。

16. 白眼球变红是怎么回事？

白眼球指的是白色的巩膜，表面由透明的结膜覆盖。巩膜和结膜有许多细微的血管。在发生炎症及受到外界刺激时血管扩张充血，可以表现为白眼球变红。发生外伤或自发性的结膜血管破裂时，血液积存在结膜下巩膜表面的间隙，为结膜出血。在一些病毒性结膜炎中，可同时出现结膜充血和点状、片状的结膜出血。

17. 白眼球长膜是怎么回事？

部分患者发现自己白眼球有一层肉样的膜缓慢生长，逐渐从白眼球长入角膜，裂隙灯下表现为睑裂区肥厚的球结膜及纤维血管组织呈三角形长入角膜，称为翼状胬肉。翼状胬肉生长缓慢，其发生通常与紫外线照射、遗传、病毒感染、环境卫生等因素有关，应注意与外伤或手术后形成的假性胬肉相鉴别。

18. 结膜结石都需要剔除吗？

结膜结石其实并不是"石头"，而是沉积在结膜腺管内或结膜上皮凹陷处的细胞变性产物，质地较硬，黄白色，常分布在睑结膜表面，通常患者无自觉症状。突出于结膜面的结石患者可有异物感，症状明显时可予以表麻下剔除。

19. 什么是红眼病？

红眼病指的是急性出血性结膜炎，是一种病毒性结膜炎，有传染性，常可引起流行，患眼表现为眼红、异物感、刺痛、畏光、流泪，裂隙灯下可见结膜充血、小片状结膜出血，分泌物为水样，可合并细菌感染，出现脓性分泌物。红眼病严禁包扎和热敷，可局部使用抗生素眼药水和眼膏，注意毛巾等私人用品的清洁和隔离，避免传染，预防流行。

20. 沙眼就是眼睛进沙子了？

眼睛进沙子是结膜囊内异物残留的一种情况，可引起眼部异物感、刺痛、流泪等表现，去除结膜囊异物后症状可缓解。沙眼是一种由沙眼衣原体感染引起的慢性结膜炎，有传染性，因沙眼患者睑结膜面粗糙得名，是中华人民共和国成立前我国常见的致盲性眼病，目前已得到较好的控制，患病率显著降低。沙眼的感染常发生在儿童期，症状较轻，随着病情发展，睑结膜可出现乳头和滤泡增生，进而形成睑结膜瘢痕，引起睑内翻、倒睫等并发症，角膜上缘表现为垂帘一样的新生血管翳，可引起炎症浸润和角膜溃疡，使角膜混浊，影响视力。如确诊沙眼，应积极防治。

21. 角膜炎用氯霉素治疗能好吗？

角膜炎分为感染和非感染性炎症。感染性炎症由致病性病原体引起，常发生于免疫力低下或角膜损伤时，根据感染的病原体类型分为细菌性角膜炎、真菌性角膜炎、病毒性角膜炎、衣原体及棘阿米巴感染等，需要使用敏感抗生素进行治疗，同时预防多种病原体合并感染。非感染性炎症常与免疫状态、神经麻痹、干眼及局部用药有关，需要针对病因进行治疗。氯霉素属于广谱抑菌性抗生素，对革兰阴性菌作用较强，但对绿脓杆菌、真菌、病毒等无效。

22. 什么是圆锥角膜？

圆锥角膜是一种先天发育异常，表现为角膜局部圆锥样凸起，突起区角膜基质变薄。患者起病时常表现为近视及散光程度进行性加深，进一步出现不规则散光，视力下降严重。裂隙灯检查可观察到角膜中央及旁中央锥形扩张，角膜基质变薄区在圆锥顶端最明显，角膜地形图是最有效的检查手段。病情早期佩戴框架镜或硬性角膜接触镜可提高视力，病情进展可能需要接受角膜移植手术治疗。

23. 紫外线照射后眼睛刺痛是怎么回事？

强烈的紫外线照射可造成角膜损伤，引起电光性眼炎，在电焊、高原、雪地反射的日光，以及紫外灯的照射下均可出现，紫外线损伤角膜上皮，受照射眼表现为强烈的异物感、刺痛、畏光、流泪，角膜荧光素可见弥漫点状着染。应予对症处理，用抗生素眼膏包扎患眼，恢复较快。

24. 什么是角膜带状变性?

角膜带状变性是主要累及前弹力层的表浅钙化变性,常继发于慢性葡萄膜炎、高钙血症、血磷升高以及长期接触汞剂的患者。其表现为睑裂区角膜斑片状钙盐沉着形成白色混浊带,常高出角膜上皮表面,可引起角膜上皮损伤。轻者可局部使用依地酸二钠滴眼液去除钙化,严重者可进行手术治疗。

25. 角膜内皮的作用是什么?

角膜内皮为角膜的最内层,是一层六角形扁平细胞,细胞顶部朝向前房。角膜内皮细胞之间连接紧密,有良好的屏障作用,同时具有主动液泵功能,以保持角膜脱水状态,维持角膜透明和良好的折光功能。

26. 角膜营养不良是缺少维生素吗?

角膜营养不良是一组少见的遗传性疾病,与炎症、维生素缺乏、外伤均无关系,根据病变发生的部位和层次分为三类。

(1)前部角膜营养不良。最常见的是上皮基底膜营养不良,可为显性遗传,表现为自发、反复出现眼部刺痛、流泪、视物模糊,检查发现局部角膜上皮剥脱,角膜上皮及基底膜内可见灰白色小点、斑片、地图样和指纹状细小线条,可予角膜绷带镜佩戴缓解症状,局部使用高渗药物及人工泪眼润滑眼表,注意预防感染。

(2)角膜基质营养不良。常见的有两种:①颗粒状营养不良:表现为角膜中央前基质层内多发白色颗粒,颗粒间为透明的角膜,如发生在视轴会明显影响视力。一般无自觉症状,药物治疗无效,必要时可进行手术治疗改善视力。②格子样营养不良:表现为反复发作的痛性角膜糜烂,角膜中央有分支样折光线条,后期上皮下形成明显的纤维组织和瘢痕。发作时对症治疗,必要时可进行手术治疗。

(3)后部角膜营养不良。常见的是 Fuch 角膜内皮营养不良,表现为双眼角膜内皮进行性损害,最后发展为角膜内皮失代偿。早期可见后弹力层出现滴状赘疣,内皮失代偿时角膜基质和上皮水肿,视力下降明显,发展为大泡性角膜病变时出现疼痛、畏光、流泪症状。症状较轻者可对症处理，病情严重者可手术治疗。

27. 缺少维生素 A，眼睛会出现什么问题？

维生素 A 缺乏多发生于麻疹或长期腹泻、营养不良的婴幼儿，可出现暗适应功能下降、夜盲以及眼部干燥症，如未及时治疗，角膜会发生干燥、软化、穿孔，进而致盲。通常双眼缓慢起病，泪液减少，结膜及角膜干燥，失去光泽，进而角膜上皮脱落，角膜基质变薄、坏死，可继发感染。维生素 A 缺乏的患儿同时伴有多处皮肤黏膜角化以及骨骼发育异常。确诊的患儿应加强原发病的治疗，并及时纠正营养不良，补充维生素 A，检查患儿时应避免眼部加压，以免引起穿孔。

28. 什么是翼状胬肉？

翼状胬肉又叫"胬肉攀睛"或者"攀睛"，是一种常见的眼科疾病，一般认为是结膜慢性炎症性改变导致的，表现为眼白表面的一层膜（结膜及结膜下组织）长入黑眼珠（角膜）。

29. 为什么会长翼状胬肉？

翼状胬肉的具体病因目前还不清楚，有流行病学调查表明，翼状胬肉的产生与长期接触紫外线照射、风沙、烟尘等外界刺激有关。在高纬度地区比如我国新疆、西藏，紫外线特别强烈，翼状胬肉的发病率明显高于低纬度地区。长期户外活动的人群比如农民、渔民，患病率高于人群平均值。

30. 翼状胬肉有什么症状？

常见的翼状胬肉可以是单眼发病，亦可是双眼发病。翼状胬肉多发生在鼻侧，长了翼状胬肉的患者一般会眼红，但没有明显不舒服的症状，一部分人可能会感觉眼睛有轻微异物感（即自觉眼睛里有沙子磨眼睛）、流泪、干涩。翼状胬肉的形状类似三角形，尖端指向角膜，可长入角膜。长入角膜较多而接近瞳孔时，会导致角膜散光或者因遮挡瞳孔而视力下降，严重者可能会导致眼球转动受限制。

31. 翼状胬肉都需要手术治疗吗？

不是的。并非所有的患者都需要手术。如果胬肉小（长入角膜≤2 mm），不再长大，而且患者没有感觉不适，可以先用药观察，积极治疗眼睛的慢性炎症。同时可佩戴防护镜以减少紫外线、烟尘及风沙的刺激。另外，可根据患者的情况选择物理治疗，如 β 射线照射、激光治疗。

（二）白内障

1. 什么是老年性白内障?

老年性白内障又称与年龄相关性白内障，它是由于晶状体随年龄增长而老化后发生退行性改变（退化），晶状体正常组织结构受到破坏而导致的晶状体混浊，主要是年龄、职业等多种因素作用的结果。

2. 老年性白内障分哪几种类型?

根据晶状体混浊的部位，主要分为三类：皮质性、核性和后囊下性。最常见的是皮质性白内障，多种类型的白内障可共同存在。

3. 老年性白内障的危险因素有哪些?

（1）年龄。多见于 50 岁以上的中老年人，发病率随年龄增长而增加，80 岁以上的老年人发病率高达 92.6%。

（2）职业。户外工作者受到的紫外线辐射更多，更容易发生白内障。

（3）环境。紫外线辐射是白内障发生的重要原因之一。

（4）糖尿病、高血压。

（5）遗传因素。

（6）经济状况和营养状况等。

4. 只有老年人才会有白内障吗?

不是。虽然老年性白内障与年龄相关，但其他类型的白内障可能由各种原因导致，每个年龄段均有可能发生。老年人的白内障主要有六个方面：

（1）外伤导致的外伤性白内障。

（2）药物如皮质类固醇等或中毒如 TNT 等导致的药物性或中毒性白内障。

（3）其他眼病如青光眼、葡萄膜炎等导致晶状体代谢而产生的并发性白内障。

（4）全身疾病如糖尿病等影响了晶状体内部代谢导致的代谢性白内障。

（5）遗传或环境因素导致的先天性白内障。

（6）白内障手术后发生的后囊膜混浊形成的后发性白内障。

5. 如何对老年性白内障进行分级和分期？

根据晶状体核的硬度和颜色，由轻至重分为 I — V 度。老年性皮质性白内障一般分为四期。

（1）初发期：晶状体形成轮辐状混浊，早期不影响视力，病程发展缓慢。

（2）膨胀期：晶状体混浊加重，明显影响视力。

（3）成熟期：晶状体完全混浊，呈乳白色，视力可降至手动或光感。

（4）过熟期：晶状体体积变小，囊膜皱缩，晶状体皮质分解、液化，晶状体核可因为重力而下沉，导致视力突然提高。

6. 老年性白内障的症状有哪些？

（1）进行性视力下降。皮质性白内障早期一般视力良好，之后视轴区被混浊遮挡，视力开始下降。而后囊下型白内障由于混浊出现在视轴区，早期即可影响视力。

（2）眩光。进入眼内的光线被白内障散射所致。

（3）近视倾向。多见于核性白内障患者，核硬化增加了晶状体密度，改变了屈光度，从而导致近视倾向。

（4）单眼复视或多视。晶状体内部各结构混浊度不一，导致各部分屈光力不一致，从而产生类似棱镜的效应，导致单眼复视或多视。

（5）视野缺损。白内障混浊遮蔽了部分视野所致。

（6）色觉异常。

7. 老年性白内障患者什么时候可以手术？

过去由于技术的限制，认为要等白内障成熟期才能进行手术，现在医疗水平飞速发展，这种观点已经落后。目前认为，当视功能不能满足患者工作和生活需要，而白内障手术可以改善视力时，即可进行手术。一般单眼最佳矫正视力低于 0.5 即可进行白内障手术。

8. 任由老年性白内障发展会有什么后果?

任由白内障发展除了严重影响视功能，还可能导致其他并发症，有些不能单纯通过白内障手术解决：老年性皮质性白内障发展到膨胀期，晶状体膨胀会导致瞳孔阻滞，影响房水流出，进而导致青光眼急性发作；老年性皮质性白内障发展到过熟期，晶状体皮质的溶解会导致过敏性葡萄膜炎和溶解性青光眼，晶状体悬韧带的退化也会引起晶状体脱位。

9. 需要做哪些检查来明确老年性白内障的诊断?

老年性白内障的诊断相对比较明确。首先要进行视力检查，明确患者视功能的情况，然后通过充分的散瞳后用裂隙灯检查患者晶状体囊膜、皮质和核的透明度，根据病史、症状和体征排除其他原因导致的白内障后，可以得出诊断。

10. 老年性白内障的治疗方法有哪些?

（1）药物治疗。主要包括：①辅助营养类药物，如维生素 C、维生素 E 等；②抗氧化损伤药物；③醌型学说相关药物；④中医中药。

（2）手术治疗。国内主要应用的包括：①白内障囊内摘除术；②白内障囊外摘除术；③超声乳化白内障吸除术；④人工晶状体植入术。

11. 滴眼液可以治愈白内障吗?

不能。目前市面上没有任何一款滴眼液可以治愈白内障，部分滴眼液可以延缓早期白内障的进展，但不能阻止晶状体变混浊这个自然老化过程，更不能逆转已经混浊的晶状体，谈不上治愈白内障。

12. 如何预防白内障发生、发展?

（1）防紫外线。紫外线是白内障发展的重要原因之一，出门戴太阳镜、戴遮阳帽可以有效防止紫外线直接进入眼睛。

（2）多补充维生素 C。维生素 C 有抗氧化的作用，多吃富含维生素 C 的蔬果，如猕猴桃、橘子、西红柿、南瓜、胡萝卜等。

（3）控制血糖。糖尿病患者血糖控制不佳是代谢性白内障发病的重要原因，控制好血糖是预防其发生的关键。

（4）戒烟。吸烟群体白内障的发病率更高，戒烟可以降低白内障发病率，也可以预防心脑血管疾病。

（三）青光眼

1. 什么是青光眼？

青光眼是病理性眼球内压力（眼压）升高导致特征性视神经损害和视野缺损的一组临床症候群，它是具有共同广泛临床和组织病理学表现特征的一大组疾病，并不是一个单一的疾病过程。

2. 青光眼的症状有哪些？

慢性青光眼患者发病时无症状，晚期有视力和视野缺损，但部分患者可能出现：近视度数短期内进行性加深；眼睛容易疲劳；夜间虹视、眼胀、眼痛。急性青光眼的症状包括剧烈眼痛、伴同侧头痛、恶心呕吐、眼红、视力下降、虹视等。先天性青光眼（发育性青光眼）患儿有角膜变大、变白，畏光，流泪等症状。青光眼患者眼中的世界如图3-7所示。

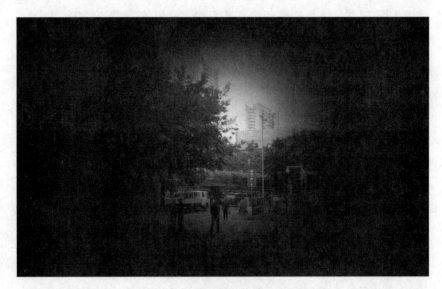

图3-7　青光眼患者眼中的世界

注：图片由吴枫绘制。

3. 青光眼分哪几种类型?

临床上可分为原发性青光眼、继发性青光眼、发育性青光眼。

4. 为什么眼压会升高?

正常眼睛24小时都会产生房水,也通过排泄渠道将房水排出眼外,但当排泄渠道不畅或者阻力增加时,多余的房水就一直滞留在眼睛里,眼压就高了。一般来说,正常眼压范围为10～21 mmHg。

5. 只有老年人才会有青光眼吗?

不是。不同年龄的人都有得青光眼的可能,如婴幼儿可能得发育性青光眼,青壮年常见开角型青光眼,老年人多发生闭角型青光眼。继发性青光眼原因多样,可见于任一年龄阶段。

6. 原发青光眼的高危人群有哪些?

(1)有高眼压的人。

(2)有青光眼家族史的人。

(3)一眼诊断为青光眼的人,另一眼也要详细检查。

(4)患有与青光眼相关的其他眼病,如高度近视、高度远视、眼底出血、眼外伤、眼部炎症等。

(5)患有与青光眼相关的全身性疾病,如糖尿病、高血压、甲状腺功能异常等。

(6)长期使用含激素的眼药水或长期全身应用激素的人。

(7)眼部检查为浅前房的人。

(8)眼底视乳头杯盘比不小于0.6。

(9)40岁以上的人群。

7. 晚上连续看手机超过4小时就会得青光眼吗?

是有可能的,但是某些特殊人群,比如年龄较大、远视眼、具有浅前房窄房角等特殊眼球解剖结构。这类人群长时间盯着屏幕看或者长时间处于暗室环境,容易引起原发性闭角型青光眼。

8. 需要做哪些检查来确诊青光眼?

(1)测量眼压。

(2)眼底检查:观察视盘视杯的改变。

（3）视野检查：这对青光眼的诊断和随访有重要价值，可以体现病情的变化及严重程度。

（4）还有一些特殊检查，如前房角镜检查、UBM 检查、OCT 检查等，对判断青光眼分型分期、了解疾病进展、选择相应治疗方式等都有一定的帮助。

9. 视力 1.5 也可能被诊断为青光眼吗？

青光眼刚出现时可能没有症状或症状不明显，病情较为严重时会出现眼痛、头痛、视力下降或近视迅速加深、虹视、视野缺损等，也有人因眼压高而恶心、呕吐等。有的患者中心视力长久维持，仅仅出现周边视力逐渐被吞噬的状况，到晚期才有自觉症状，因此即使视力 1.5，也有可能被诊断为青光眼。

10. 眼压高一定就是青光眼吗？

不一定。单纯眼压高还不能确诊是青光眼，也可能只是高眼压症，需要做视野、青光眼视神经纤维分析、房角检查等规范的青光眼相关检查来明确，必要时需要长期随访。

11. 眼压正常就可以排除青光眼吗？

不能。有部分患者眼压在正常范围，但也发生了视野缺损和视神经损害，这一特殊类型称为正常眼压型青光眼。

12. 什么叫作视野？

单眼注视前方一点不动，该眼能看到的范围称为视野。当我们向正前方注视一个物体，在不转动眼球的情况下，除了该物体，物体周围的景象也能看见；当我们旁边有物体时，并不需要转过头去，只须用眼角余光一扫，虽然看得不是很清楚，却也能知道。这种用眼睛能看到的空间范围，医学中称为"视野"。

13. 视野缺损患者需要注意什么？

已经发生视野缺损的患者在运动前要考虑自己的视力情况，比如打球时视野缺损的患者可能看不到正击向自己的球。开车时由于视野范围缩小，不易察觉旁边的车辆行人情况，因此视野严重缺损的人不宜开车或骑自行车。

14. 任由青光眼发展会有什么后果?

任由青光眼发展会出现进行性视力下降和视野缺损,最终发生青光眼盲。青光眼视神经的病变伴随视野进行性丧失,一旦出现青光眼盲,目前没有已知的疗法能恢复已经损伤的视力。

15. 青光眼的治疗方法有哪些?

(1)药物治疗:①β 受体阻滞剂:噻吗洛尔滴眼液、卡替洛尔滴眼液、倍他洛尔滴眼液;②碳酸酐酶抑制剂:布林佐胺滴眼液、乙酰唑胺;③前列腺素衍生物:曲伏前列素滴眼液、贝美前列素滴眼液、拉坦前列素滴眼液;④α 肾上腺素受体激动剂:溴莫尼定滴眼液、毛果芸香碱滴眼液;⑤复合制剂:前列腺素类与噻吗洛尔的复合剂,布林佐胺与噻吗洛尔的复合制剂等。

(2)激光治疗:激光虹膜周边切开术、激光周边虹膜成形术、选择性激光小梁成形术(SLT)、睫状体激光凝固术。

(3)手术治疗:虹膜周边切除术、滤过性手术如小梁切除术、非穿透性小梁手术、小梁切开术、EX-PRESS 青光眼微型引流器植入术(引流钉植入术)、房水引流物植入手术(引流阀植入术)。白内障手术等对闭角型青光眼的患者也能起到治疗作用。

16. 得了青光眼,看病时需要注意些什么吗?

青光眼患者的治疗都是终身的,在医生指导下的诊治非常重要。另外,青光眼患者需要注意以下五个方面。

(1)不能只关心眼压,不重视定期检查视野。视野是评价视神经损害最重要的指标,反映疾病的严重程度,青光眼治疗目的最终就是防止视野恶化。因此,在治疗过程中不但要关心眼压控制情况,还要定期检查视野,这样才能正确判断治疗是否有效。

(2)要做到按时用药,规律用药。不要自作主张自行停药、自行换药等。切不可看病当天或前几天自行停药,这样会干扰医生对患者的用药调整或干扰手术选择,不利于治疗。

(3)复查时一定要带齐所用药水,用药记录,方便医生在原来用药基础上做出调整。

（4）复查时带好既往所做检查资料。若病史较长，可携带近段时间复查资料，方便医生对自己的病情做出全面的评估，利于后续的治疗。

（5）遵从医嘱，做到定期复诊。青光眼疾病恶化往往不易觉察，等到出现明显的视野缺损甚至青光眼盲再来看病，为时已晚。

17. 青光眼患者用药要注意什么？

（1）在医生指导下坚持用药，切忌擅自停药及调整用量。

（2）按药物使用要求保存药物。

（3）合理安排用药时间，点两种不同的眼药水要间隔 5 ～ 10 分钟。

（4）需要定期复查，在用药过程中如果出现不适，要及时与医生沟通，必要时更换药物，甚至改用其他治疗办法。

18. 青光眼眼药水需要怎么保存？

未开封的眼药水按照说明书常温保存或低温保存，有特殊要求的说明书会注明。另外，眼药水开封后一个月内可以使用，开封超过一个月的认为已被污染，应停止使用。

19. 青光眼眼药水有什么副作用？

（1）β 受体阻滞剂。局部可能有眼烧灼感、怕光、流泪、充血、眼痒、点状角膜炎、角膜知觉减退的副作用，可能出现心率增加或减慢、支气管痉挛、呼吸暂停的风险，有呼吸方面的疾病或心率缓慢的患者慎用。

（2）碳酸酐酶抑制剂眼药水。有可能引起眼部的烧灼感、刺痛感和一过性视物不清，部分患者会感到口苦、口内有金属味，少部分患者出现胃肠道不适、头痛、恶心、疲劳和皮肤瘙痒起疹子的全身过敏症状，有磺胺类药物过敏的患者禁用。

（3）前列素类滴眼液。全身不良反应较少，局部不良反应是结膜充血、睫毛增长、虹膜色素沉着、黑眼圈加深等，一般都可耐受，少数患者还会出现眼干、眼痛、眼肿等不适。

（4）α 肾上腺素受体激动剂。有可能产生眼红、眼痒、眼睑皮肤瘙痒等过敏反应，少部分患者还可能出现轻度的血压下降、疲劳、乏力、口鼻发干、嗜睡等症状。有报道，婴幼儿使用溴莫尼定出现了心搏徐缓、血压过低、体温降低、张力减弱以及呼吸暂停等危及生命的症状，所以此类药物禁用于2岁以下的婴幼儿。

（5）缩瞳剂毛果芸香碱。滴用后瞳孔缩小，看东西时常有视远不清视近清、在暗处不清在亮处清的感觉，还可能出现不同程度的眼眶周围痛、头痛等不适；长期不间断地使用还可能引起瞳孔的永久性缩小；短期大量使用甚至会引起出汗、流泪、恶心、呕吐、心率慢、低血压等中毒症状并可能危及生命。另外，原则上避免应用于哮喘患者和有哮喘病史患者。

除了上述不同药物的不同副作用，长期用眼药的患者都会或轻或重地存在一定程度的眼干、眼磨等干眼症表现，需要经常补充人工泪液以滋润眼睛；有时会出现眼痒、眼红等过敏症状，须停药或换药。

20. 青光眼患者长期点眼药水降眼压可以怀孕吗？

虽然没有非常充足的证据说明降眼压眼药水会影响妊娠和胎儿，但可以通过点眼后压迫泪囊区来减少局部用药的全身副作用。是否停药要结合患者使用药物的种类、青光眼的程度综合考量，具体还需要咨询患者的主诊医生。

21. 青光眼日常生活中应注意什么？

（1）情绪管理。学会自己控制情绪，保持心情舒畅。

（2）休息与运动。劳逸结合，保证充足睡眠，适当进行体育锻炼，视野缺损者要避免球类运动和骑自行车。

（3）生活习惯。最好戒烟，避免大量饮酒及浓茶、咖啡，避免一次性大量饮水。

（4）饮食习惯。健康均衡饮食，可适当进食具有利水祛湿、安神安眠、润肠通便等作用的食物。

（5）全身疾病。保持体重、血压、血糖稳定。

（四）葡萄膜疾病

1. 什么是葡萄膜炎？

葡萄膜炎，狭义上指累及虹膜、睫状体、脉络膜的炎症，广义上还包括发生于玻璃体、视网膜及其血管的炎症。某种意义上，葡萄膜炎不是一个单独的疾病，而是指位于葡萄膜部位的炎症，可以说是许多病的共同表现。

2. 葡萄膜炎分哪几种类型？

葡萄膜炎有很多分类方法：按照解剖位置，分为前葡萄膜炎、中间葡萄膜炎、后葡萄膜炎、全葡萄膜炎；按照病因，分为感染性和非感染性葡萄膜炎（自身免疫炎症性葡萄膜炎）；按照病程，分为急性炎症、慢性炎症、急性复发性炎症、慢性复发性炎症；按照病理性质，分为肉芽肿性炎症和非肉芽肿性炎症。临床上多是结合以上分类方法，具体到葡萄膜炎的类型，有白塞氏病、小柳－原田综合征、强直性脊柱炎相关性葡萄膜炎、中间葡萄膜炎、视网膜血管炎、Fuchs 综合征等。

3. 葡萄膜炎的危险因素有哪些？

葡萄膜炎属于免疫性疾病，一旦确诊，大多数不能完全根除，病情迁延不愈，需要终身随诊，因此一定要重视。它的主要危险因素有：

（1）长期工作、生活、学习压力大。

（2）经常熬夜、疲劳等，使机体免疫力降低。

（3）酗酒、抽烟。

（4）抑郁、焦虑等精神疾患。

（5）遗传因素等。

4. 葡萄膜炎好发人群有哪些？

葡萄膜炎多发于 20 ～ 50 岁青壮年人群，儿童葡萄膜炎和老年葡萄膜炎患者约占 1/3。随着社会的进步，葡萄膜炎的发病率有上升趋势。

5. 葡萄膜炎对视力的损伤大吗?

据 2010 年 WHO 估计，2.85 亿视力受损人群中，3900 万人失明，约 10% 是因为葡萄膜炎。据不完全统计，我国葡萄膜炎的致盲率大致为 10%～20%。从表面上看，葡萄膜炎引起的致盲率不算高，其实不然。葡萄膜炎引起的相关并发症，如白内障、青光眼、牵拉性视网膜脱离、黄斑病变等归类于相应的疾病中，而不是归类于葡萄膜炎，从而造成葡萄膜炎致盲率不高的假象。

6. 葡萄膜炎的症状有哪些?

眼红、畏光、视力下降、视物变形、眼肿痛等，有时伴有全身不适，如口腔溃疡、耳鸣、头痛、皮肤改变、周围神经感觉异常、关节疼痛、腰部不适等。葡萄膜炎是眼科疾病中跟全身疾病关系最密切也最复杂、难治的病种，因此早期的规范治疗与视力预后、疾病复发频率都至关重要。很多葡萄膜炎有晨僵病史，因此根据患者的主诉，有针对性地询问病史，可初步判断葡萄膜炎的具体类型。

7. 葡萄膜炎会遗传吗?

大部分葡萄膜炎都没有遗传性。但强直性脊柱炎相关性葡萄膜炎、白塞氏葡萄膜炎和小柳－原田综合征在具有血缘关系的亲属中发病率比较高，尤其是强直性脊柱炎 HLA-B27 相关性葡萄膜炎，子女中葡萄膜炎的发病率更高。葡萄膜炎虽然有明显的家族史背景，但不是所有人都发病，所以外部环境对葡萄膜炎的发生也起着重要的作用。

8. 葡萄膜炎的并发症有哪些?

广义的葡萄膜炎并发症囊括眼球解剖从前到后的组织结构，常见的并发症有角膜水肿及角膜失代偿、继发性青光眼、并发性白内障、增殖性玻璃体视网膜病变、视网膜血管闭塞和新生血管形成、黄斑水肿及萎缩、视神经水肿及萎缩等。可以说，葡萄膜炎的并发症在眼科各亚专业中都是复杂难治的。出现相应的并发症需要治疗时，控制好炎症是治疗成功的关键。早期的诊断、规范用药（足量、足疗程）、避免病情复发是至关重要的。

9. 葡萄膜炎如何检查确诊?

诊断葡萄膜炎,一定要区分感染性与非感染性葡萄膜炎,二者的治疗截然不同。首先是患者的病史,详细而有针对性地询问患者的现病史及既往病史,对葡萄膜炎的诊断很关键。根据患者的病史、症状,结合眼部检查的体征,必要时联合眼底血管造影检查及相关的风湿免疫学化验(特别指出,不是所有的葡萄膜炎都要化验血清风湿免疫项目,很多葡萄膜炎的风湿检查都是阴性的,故有针对性地询问病史,提取有用信息,进行针对性检查至关重要),考虑视神经问题的还要结合视觉电生理检查、视野等,综合做出诊断。

10. 葡萄膜炎怎么治疗?

绝大多数葡萄膜炎除了眼局部用药,常需要全身联合药物治疗(包括部分特殊类型的前葡萄膜炎)。眼局部治疗包括滴眼液、眼膏,球周及玻璃体腔注射药物等(需要指出,玻璃体腔注射曲安奈德要慎重考虑后决定,因其继发青光眼多须长期降眼压用药或抗青光眼手术治疗)。全身用药,主要是糖皮质激素及免疫抑制剂、生物制剂。糖皮质激素药物主要有强的松、甲强龙、甲泼尼龙等。免疫抑制剂主要有甲氨蝶呤(MTX)、硫唑嘌呤(AZA)、环孢素(CsA)、环磷酰胺(CYC)、吗替麦考酚酯(MMF)、雷公藤类药物等。生物制剂如肿瘤坏死因子 α 抑制剂、白介素拮抗剂、干扰素等。全身药物治疗的主要副作用有骨髓抑制、骨质疏松、肝肾损害、性腺抑制、胃肠道反应、发热等。因此,一定要在医师的指导下,定期化验、复查,避免骤停药物导致的不良反应及病情反跳。

11. 葡萄膜炎能不能做手术? 做完手术后葡萄膜炎要不要继续治疗?

可以做手术,但有前提条件。期望通过做手术根治葡萄膜炎,并不可能。葡萄膜炎的根源在于炎症,不是黄斑有问题了治疗黄斑、血管闭塞了去打激光、得了白内障去做手术就可以解决,若不控制炎症,一切治疗都是徒劳。很多患者做完青光眼、白内障手术,却不复查葡萄膜炎,术后炎症加重,致瞳孔区大量渗出膜、后发性白内障、滤道或引流管堵塞,视力、眼压不但没有改善,反而更差。所以,在炎症控制稳定的情况下才可以做手术，术后要继续诊治葡萄膜炎，根据术后情况调整用药。

12. 有风湿免疫性疾病家族背景者，如何预防葡萄膜炎？

有遗传背景的人群，一定要保持积极乐观的心态，锻炼身体，规律生活，合理饮食结构，避免长期熬夜、酗酒及精神紧张等。科学认识疾病，避免滥用药物。一旦出现全身或眼部症状，建议及时诊治，避免贻误病情。

13. 如何早期发现儿童葡萄膜炎？

儿童葡萄膜炎一般比较隐蔽，儿童多不会诉说自己的不适，因此家长们要注意观察。常见不适有眼红、畏光、喜闭眼，有些伴有关节红肿、痛或活动后易疲劳、口腔溃疡等，甚至发现瞳孔发白（角膜带状变性）。

14. 常见的儿童葡萄膜炎类型有哪些？该如何治疗？

医生要区分葡萄膜炎是感染性的还是非感染性的，或者是伪装综合征。幼年特发性关节炎相关性葡萄膜炎是最常见的与全身病有关的葡萄膜炎。非感染性葡萄膜炎治疗在急性期应用糖皮质激素减轻炎症，长期控制要应用免疫抑制剂。而弓形体、弓蛔虫、梅毒、结核、莱姆病等是感染性葡萄膜炎的主要原因，这些感染性葡萄膜炎应通过抗菌药物治疗。

15. 儿童葡萄膜炎需要全身用药吗？安全性如何？

大多数儿童葡萄膜炎是需要联合全身药物治疗的，特别是风湿免疫血清学检查有明显异常的患儿。

（1）局部使用糖皮质激素滴眼液。如果不能使炎症消散，可以在结膜下注射糖皮质激素，并注意眼压变化。

（2）全身糖皮质激素使用最好少于3个月。长期使用糖皮质激素可能导致很多副作用，如肾上腺抑制引起的生长迟缓。对于中间和后葡萄膜炎患者，激素滴眼液治疗几乎是无效的，全身系统性治疗或眼球局部注药是必要的。

（3）早期应用免疫调节剂是最关键的。甲氨蝶呤是治疗儿童葡萄膜炎的首选药物，安全、稳定、有效，而且不会增加患癌风险。每周 5 mg 叶酸可以降低甲氨蝶呤的副作用。大约 3/4 的儿童葡萄膜炎可以通过甲氨蝶呤控制，如果炎症不能控制，还可以选择硫唑嘌呤、麦考酚酯、环孢素等免疫调节剂。

有报道称，一些生物制剂，如抗肿瘤坏死因子 α（TNT-α）、英夫利昔单抗、阿达木单抗等，对儿童葡萄膜炎有控制作用，也可用于甲氨蝶呤效果不好的患者。

16. 怀孕期、哺乳期女性及备孕男性葡萄膜炎能全身用药吗？

可以全身用药治疗。低剂量的激素、羟氯喹对孕产及哺乳女性都是安全的，硫唑嘌呤、环孢素、柳氮磺吡啶在限制剂量内也是安全的。除上述药物外，备孕男性还可使用低剂量的甲氨喋呤。生物制剂在不同的孕期使用时间不同，有些只能孕早期用，有些可孕中期用，部分则哺乳期可用。

17. 葡萄膜炎生活及饮食上需要注意哪些？

避免熬夜、酗酒、暴饮暴食，注意预防感冒。对于大多数葡萄膜炎患者，应避免食用羊肉、狗肉等，禁止用大补的中药材如人参、灵芝、海马等。合理饮食结构，少食海鲜及辛辣刺激性食物。

（五）眼底病

1. 视网膜主要由哪些部分构成？各部分有什么特点？

视网膜是一层透明的膜，由神经上皮和色素上皮组成，其内侧部分为玻璃体，靠外侧部分为脉络膜。视网膜上的主要标志是视乳头和黄斑。视乳头是一个境界清楚、橙红色的圆盘状结构，又称视盘，它是视神经及视网膜中央动静脉穿出眼球的部位。黄斑是视网膜后极部上下血管弓之间的区域，因其富含叶黄素，外观略呈黄色。黄斑中心凹是视锥细胞分布最密集的部位，活体眼底镜检查时可见到针尖样反光，它是眼球视觉最敏锐的区域。

2. 常见视网膜疾病包括哪些？

视网膜疾病主要包括视网膜血管病、黄斑病变、视网膜脱离、视网膜肿瘤、视网膜变性等。

3. 视网膜疾病的主要表现是什么？

包括视网膜水肿、视网膜出血、视网膜色素改变、视网膜增生等多种问题，将造成不同程度的视力下降或视功能损害。

4. 什么是视网膜动脉阻塞？它有什么临床表现？

视网膜动脉阻塞是一种急性发作、严重损害视力的眼病，根据阻塞部位的不同，分为视网膜中央动脉阻塞、分支动脉阻塞、视网膜睫状动脉阻塞、视网膜小动脉阻塞。发生病变的动脉阻塞后，其负责供给营养的视网膜由于缺血、缺氧而水肿，视细胞迅速死亡，从而造成不同范围及程度的视力损害。

5. 视网膜动脉阻塞的处理原则是什么？

视网膜动脉阻塞需要急诊处理，一般发病后 1 小时以内阻塞得到缓解者，有可能恢复部分视力，而视网膜缺血超过 90 分钟后光感受器细胞的死亡将不可逆转，后果十分严重。

6. 什么是视网膜静脉阻塞？它有什么表现？

视网膜静脉阻塞是一种多见于年长患者的常见视网膜血管疾患，分为视网膜中央静脉阻塞、半侧中央静脉阻塞、分支静脉阻塞和黄斑小分支静脉阻塞，其发病多与高血压、高血脂、动脉硬化、血黏度增高、眼压增高等因素有关。患者一般表现为视网膜火焰状或片状浓厚出血，出现棉绒斑、视乳头及其附近视网膜水肿等，造成不同程度视力障碍。

7. 什么是视网膜静脉周围炎？它会造成哪些严重后果？

视网膜周围炎又称 Eales 病，病变主要累及周边视网膜，造成视网膜周边部广泛缺血并出现新生血管，进而反复发生视网膜玻璃体出血。缺血区累及黄斑时，会造成黄斑囊样水肿，视力明显减退。而反复大量的视网膜玻璃体出血会引起机化膜，易发生牵拉性视网膜裂孔或牵拉性视网膜脱离，最终造成视网膜脱离。若视网膜静脉周围炎进展至一定程度，会出现虹膜新生血管，发生新生血管性青光眼，该并发症可致盲。

8. 什么是 Coats 病？

Coats 病又称外层渗出性视网膜病变或视网膜毛细血管扩张症，

好发于 10 岁以内的健康男童，男女比例约 3：1，目前病因仍不明确。该病的主要特点为视网膜血管异常，血管扭曲，囊样扩张，并可形成新生血管，进而发生星状或环形硬性渗出、胆固醇结晶、点状或片状出血等，当发生大量液体渗出时会造成渗出性视网膜脱离，并可能继发虹膜睫状体炎、新生血管性青光眼、白内障等，最终导致眼球萎缩。

9. 年龄相关性黄斑变性是一种怎样的眼病？

年龄相关性黄斑变性又称老年性黄斑变性，是一种多发生于 50 岁以上，明显损害患者视力，严重影响老年人生活质量的眼底疾病，也是西方国家老年人致盲的最主要原因。

10. 年龄相关性黄斑变性分为几种类型？各有何特点？

根据该病的病理变化和临床表现的不同，分为萎缩型（干性型）和渗出型（湿性型）两种。萎缩型患者发病比较缓慢，一般都是在不知不觉中视力下降，很多人以为是眼睛的正常老化而没有在意，此时眼底各层正在发生不同程度的萎缩，产生玻璃膜疣，然后萎缩进一步加重，造成不可逆性视力损害。渗出型患者一般会出现突然性的单眼视力下降、视物变形，视网膜下的脉络膜新生血管膜发生出血、渗出，当发生大量浅层出血时，会引起玻璃体积血。若黄斑区反复出血，形成瘢痕，会导致中心视力完全丧失，后果严重。

11. 什么是黄斑囊样水肿？它是怎么发生的？

黄斑囊样水肿并不是一种独立的眼病，而是和很多眼病一起伴随发生的，比如视网膜静脉阻塞、糖尿病视网膜病变、慢性葡萄膜炎、眼外伤以及眼内手术等，严重损害患者视力。囊样水肿的发生主要是由于病变损伤了黄斑区的毛细血管，管壁受损后发生渗漏，出现水肿。患者一般会感觉视力下降、看东西变形等。此时对患者进行眼底检查，会发现黄斑结构变得模糊不清，荧光血管造影对诊断有帮助，而 OCT 检查可以准确地判断水肿情况。

12. 黄斑裂孔到底是哪里裂开了？它对视力有什么影响？

黄斑裂孔是指黄斑区中心全层神经上皮缺失，即神经上皮发生了

"断裂"。患者会表现为不同程度的视力下降、看东西变形、视野中央出现暗点等，比如患者在注视某人的鼻子时，其注视部位（鼻子）被暗影遮住而看不清，而除鼻子外的其他部位则可以清晰地出现在周边视野中。眼底检查时会发现患者黄斑区有圆形或椭圆形红斑，OCT 技术是诊断黄斑裂孔的有力证据。

13. 视网膜的黄斑区长了前膜，是怎么一回事？

黄斑视网膜前膜是指位于视网膜内界膜与玻璃体膜两个临界面之间，以细胞增生形成的纤维膜为主要病变的疾病。该膜正好位于黄斑前，遮挡住黄斑中心凹进而造成患者出现不同程度的视力减退。进行眼底检查会发现，发病初期时黄斑区视网膜表面反光增强混乱，病变进一步发展后，前膜会牵拉视网膜，出现黄斑皱褶，再严重时可牵拉形成黄斑裂孔或视网膜脱离，视力损害严重。

14. 什么是中心性浆液性脉络膜视网膜病变？它的发生与哪些因素有关？

中心性浆液性脉络膜视网膜病变简称中浆，是一种病因不明、好发于中青年男性的自限性疾病，一般恢复效果较好，但容易复发。该病可由睡眠不足、压力过大、情绪波动等诱发，患者表现为单眼视力轻度下降，感觉看东西光线变暗、颜色变黄、扭曲变形等。眼底检查可以发现黄斑区有圆形或椭圆形颜色稍灰微微隆起的病变区，里面积聚的是透明液体，随后会逐渐恢复，大部分病例会在 3 ～ 6 个月内自行痊愈。得过中浆的患者在日常生活中须注意保证充足睡眠、保持心情愉快，不要情绪激动或压力过大等。

15. 什么是视网膜脱离？可分为哪些类型？

视网膜脱离是指视网膜的神经上皮层与色素上皮层分离，按发生原因的不同分为孔源性视网膜脱离、牵拉性视网膜脱离和渗出性视网膜脱离。

16. 孔源性视网膜脱离的原因及临床表现是什么？

孔源性视网膜脱离是由于视网膜萎缩变性，外加玻璃体对视网膜的牵拉，形成视网膜神经上皮层裂孔，液化的玻璃体通过裂孔进入视网膜下形成视网膜脱离。患者会感觉眼前有漂浮物、闪光感，或者幕布一样的遮挡，如果脱离达到黄斑区，会出现严重视力下降甚至失明。

17. 牵拉性视网膜脱离的原因及临床表现是什么？

牵拉性视网膜脱离是指眼外伤、玻璃体积血、眼内手术、葡萄膜炎等眼部疾病会造成视网膜前的玻璃体或视网膜下形成机化条带，不断牵拉视网膜，形成视网膜裂孔甚至脱离。

18. 渗出性视网膜脱离的原因及临床表现是什么？

渗出性视网膜脱离是各种全身疾病或眼组织炎症造成视网膜色素上皮或脉络膜病变，引起液体聚集在视网膜神经上皮下，造成神经上皮与色素上皮分离。

19. 什么是视网膜色素变性？

视网膜色素变性是一种具有典型遗传异质性的遗传性疾病，目前已发现数十种致病基因，它可导致视网膜光感受器功能异常，最终造成细胞死亡。大部分患者最初的症状是夜晚视力变差（即夜盲），伴有色觉异常，后随着病情不断加重，视野逐步缩窄，至晚期仅仅剩下中央管状视野，后伴随中心视力下降，最终致盲。眼底检查可发现患者视乳头颜色蜡黄、视网膜血管变细、不同程度色素紊乱，目前仍没有有效的治疗方法，已造成低视力的患者可考虑使用助视器。另外，视网膜色素变性患者日常需要注意避免紫外线与蓝光照射，戴适合的滤光镜是一个不错的方法。

20. 什么是 Stargardt 病？它有什么表现？

Stargardt 病又称眼底黄色斑点症，是一种发生于双眼的常染色体隐性遗传病。患者一般在儿童时期就已发病，表现为中心视力的不断下降，最后仅剩少许周边视力，对患者的工作及生活影响极大。眼底检查可见金箔样的异常反光，黄斑区圆形或椭圆形色素紊乱，组织发生萎缩，截至目前，该病仍没有有效的治疗方法。

21. 视网膜肿瘤主要包括哪几种？

常见视网膜肿瘤有两种：视网膜血管瘤为较多见的良性肿瘤，视网膜母细胞瘤是最常见的眼底恶性肿瘤。

22. 视网膜血管瘤的表现及治疗要点是什么?

视网膜血管瘤也称 Von Hippel 病,一般多发生于 10 ～ 30 岁的青少年。眼底检查时可见血管瘤多位于视网膜周边部,红色或粉红色球形,表面多呈白色,一般会有一对异常扩张迂曲的滋养血管与其相连,病情严重时可以引起继发性视网膜脱离,从而严重影响视力。可以采用光凝、冷凝或电凝治疗。该病容易复发,建议长期随诊观察。

23. 什么是视网膜母细胞瘤?

视网膜母细胞瘤是一种来源于光感受器前体细胞的恶性肿瘤。常见于 3 岁以下儿童,具有家族遗传倾向,可单眼、双眼先后或同时罹患,是婴幼儿最常见的眼内恶性肿瘤,成人中罕见。本病易发生颅内及远处转移,常危及患儿生命,因此早期发现、早期诊断及早期治疗是提高治愈率、降低死亡率的关键。

24. 视网膜母细胞瘤有什么临床表现?

视网膜母细胞瘤多数在出生后不久,或在 1.5 ～ 5 岁之间被发现。约 75% 单眼发病,25% 双眼先后或同时罹患。由于肿瘤好发生于婴幼儿,早期家长不易发现。大约有 50% 的患儿因瞳孔区白色反光,类似于"猫眼"表现,少数表现为内斜视或外斜视、继发性青光眼、并发白内障及虹膜睫状体炎等疾病到眼科就诊从而发现该病,也有幼儿不小心碰到眼睛,家长发现眼红来诊。置之不理的话,肿瘤会沿视神经或穿破眼球向眼眶内发展,引起眼球突出或眼眶红肿。该病按临床发展过程可分为眼内期、青光眼期、眼外期和全身转移期四期。一般早期不容易被家长注意,往往等肿瘤发展到后极部,通过瞳孔看到黄白色反光,或肿瘤造成患儿视力低下,出现废用性斜视,甚至继发青光眼,患儿因高眼压哭闹不止时方才就医。眼底检查时可见单个或多个灰白色实性隆起的病灶,有时肿瘤表面有视网膜血管扩张、出血等情况,甚至出现渗出性视网膜脱离。该肿瘤会侵及眼球外、眼眶内,亦可沿视神经向颅内蔓延或转移,或者经淋巴管及血循环转移至其他脏器,最终导致患者死亡。

25. 视网膜母细胞瘤的主要治疗方法是什么?

目前视网膜母细胞瘤的治疗主要根据国际分期来制订治疗方案。A—D 期的患者可应用静脉化疗、眼动脉介入化疗及局部治疗(激光、经瞳孔温热治疗、冷冻治疗和放射性核素敷贴器)等保眼疗法,力争保存有用视力。其中,A—C 期的患者眼球保存率可达 95% 以上,D 期达到 60%～80%。E 期的患者肿瘤转移风险高,肿瘤体积超过眼球的一半,或者以上治疗无法控制肿瘤时要考虑摘除眼球。若肿瘤已经扩散到眼外或转移,可采用化疗或联合放疗。对患者及高危家庭,应随访和进行遗传咨询。

通常总结为以下两种治疗方法。

(1)保守治疗方法。主要包括:①冷凝术,一般适用于发生在周边部的较早期的小肿瘤;②外部放射治疗,一般适用于肿瘤较大或分散,且家属拒绝摘掉眼球者;③巩膜表面敷贴疗法,亦称近距离放疗,目前较常使用钴、碘、钉和铱等对较小肿瘤进行放疗。

(2)手术治疗方法。主要包括两种:一种是眼球摘除术,对于处于眼内期,已占眼底面积 1/2 以上的肿瘤患者,应进行眼球摘除术;另一种是眼眶内容摘除术,对于肿瘤已穿破眼球向眶内生长,出现视神经管扩大等情况者,应进行眼眶内容摘除术。

26. 视网膜母细胞瘤治疗过程中有哪些注意事项?

(1)注意饮食卫生。对接受化疗的患儿家长来说,化疗以后孩子的免疫功能会下降,白细胞会下降,要注意避免着凉导致感冒,注意饮食卫生;血小板下降,容易出血,要避免碰撞。化疗后患儿出现任何不适,应及时去附近医院儿科就诊。

(2)保护好术眼。对接受手术的患儿家长来说,应保护好术眼,避免抓碰伤术眼;保持面部及双手清洁,防止感染;避免患儿哭闹,防止哭闹导致的眼眶出血。

(3)定期复查。治疗后复查非常重要,所有患儿应根据主诊医生的嘱咐,定期复查,并根据复查的结果制订下一阶段的治疗及随访计划。

（4）家族其他小孩的眼底排查。对于有视网膜母细胞瘤家族史的家庭，其他健康小孩应带去眼科进行眼底检查，排除视网膜母细胞瘤；对未出生的胎儿进行基因检测、遗传咨询，可以减少患儿出生概率；小孩出生后应及时去眼科做眼底检查，排除视网膜母细胞瘤。

27. 如何预防视网膜母细胞瘤？

目前对视网膜母细胞瘤尚无有效的预防措施。对于有视网膜母细胞瘤家族史的家庭，进行基因检测、遗传咨询，可以减少患儿出生概率；开展新生儿早期眼底筛查，早期干预，提高预后。

28. 视神经乳头炎是一种怎样的眼病？

视神经乳头炎是一种多发生于儿童或青壮年的视乳头炎症，多见于全身性急性或慢性传染病，或由眼眶、鼻窦、牙齿炎症等蔓延引起。多数患者突然发病，视力在几天内急剧下降到 0.1 以下。一般发病的前 1～2 天，患者会感觉前额疼痛、眼球疼痛，眼球在转动时，由于三叉神经末梢受到刺激也会疼痛。另外，瞳孔对光反射会出现不同程度的迟钝甚至消失。眼底检查可发现视乳头边缘不清、神经纤维肿胀、毛细血管扩张、视乳头周围视网膜水肿等。该病经过治疗后，一般预后效果较好。

29. 什么是球后视神经炎？它分为哪几种类型？

球后视神经炎是指发生于眼球后段的视神经炎症损伤，患者的主要症状感觉有视力突然下降甚至"失明"、色觉异常、视野缺损。检查会发现患者瞳孔直接对光反射迟钝或消失，视觉诱发电位异常，而早期眼底往往正常。根据神经受累部位不同，主要分为三种类型。

（1）轴性球后视神经炎。病变主要侵犯视乳头黄斑束神经纤维。

（2）球后视神经周围炎。病变主要侵犯球后视神经鞘膜及其周围神经纤维束。

（3）横断性视神经炎。病变累及整个视神经横断面，是最严重的类型，多数患者已无光感。不同病变类型的患者会有不同的临床表现，有些视力逐渐减退，有些突然降低，甚至达到无光感。该病多为单眼发病，也可影响双眼，大部分患者瞳孔对光反射迟钝或消失，再根据视力、眼底、视野、电生理等检查结果进行确诊。

30. 缺血性视神经病变是一种严重的眼病吗?

缺血性视神经病变是一种常发生于高血压、动脉硬化、心血管疾病患者，由于营养视神经的血管发生急性循环障碍而造成视神经缺血、缺氧的眼部疾病。患者的两只眼睛常先后发病，一般早期会出现视乳头水肿，视力逐步减退，到达晚期后会出现视神经不同程度的萎缩，严重者可致盲。

31. 什么是外伤性视神经病变?

外伤性视神经病变是指外力如交通事故、高空坠落、暴力击打等对视神经造成的冲击性损伤，多数患者视力损害严重，有致盲可能。延迟视力丧失是视神经继发损伤的典型表现。

患者在受到外伤后常常会伴有神志不清或者昏迷等情况发生，在进行抢救时往往容易忽略对眼睛的检查，从而错过最佳治疗时间，造成视力的不可逆性损害。所以，在遇到此类患者时，即使他们无法配合，也可以人为地拉开眼睑检查瞳孔大小及瞳孔对光反射情况，从而间接判断视神经的受损情况。

32. 什么是 Leber's 病?

Leber's 病又称家族性视神经病变，是一种经女性垂直传递的基因错义突变的遗传性疾病，目前公认的 3 个原发基因突变位点分别为 11778、3460 及 14484，我国患者以 11778 位点突变最为多见。诊断该病时需要详细了解患者病史，尤其是家族史，对于没有家族史者，必须抽血进行 DNA 检测，以确认是否存在基因突变。该病主要临床表现为双眼同时或先后急性或亚急性无痛性视力减退，同时可伴有中心视野缺失及色觉障碍。视力损害严重程度差异较大，可分为完全正常、轻度、中度和重度。

33. 视神经萎缩是一种怎样的眼病?

视神经萎缩是指任何疾病引起视网膜神经节细胞及其轴突发生病变，致使视神经全部变细的一种形态学改变，一般发生于视网膜至外侧膝状体之间的神经节细胞轴突。视神经萎缩是视神经病损的最终结果，表现为视神经纤维变性和消失，传导功能发生障碍，视野出现变化，视力减退并丧失。

34. 视神经萎缩分哪几种类型？各有何特点？

视神经萎缩主要分为原发性萎缩、继发性萎缩及上行性萎缩三种。眼底检查时视乳头颜色异常，呈现为不同程度的苍白或灰白色，境界模糊，生理凹陷消失，血管变细，上行性萎缩则呈蜡黄色；再结合各种视功能检查，如视野检查、色觉检查及视觉电生理检查等综合分析后进行诊断。

（六）眼眶疾病

1. 什么是眼眶病？

发生在眼球之外、眼眶周围的病，就是眼眶病。眼眶疾病大致可分为炎症、肿瘤、外伤、先天性疾病、代谢和内分泌性疾病及寄生虫类疾病等。从部位来分，主要有眶壁病变和眶内容病变两大类。

2. 眼眶病严重吗？

眼眶病是眼科中比较严重的一种病，这种病变不仅会在眼内发生，也会在眼外发生，有些疾病还与脑部和耳鼻喉互通，与之有着密切的关系。有些疾病很容易迁延不愈，需要多次治疗。

3. 眼眶病发病率高吗？

眼眶病在眼科中的发病率并不是太高，但是在全国相对巨大的总人口下，患眼眶病的患者也有很多。其病因复杂、种类多而没有太大的规律性。眼科专家指出，眼眶病并不容易发现，所以患者在发现眼睛不适时，要及时到医院问询、做影像检查、找相关专家会诊，如发现该病要及时治疗。

4. 怎样知道是否得了眼眶病？

眼眶病变的体征由于病变性质和部位不同，临床表现也错综复杂。眼球突出是眼眶疾病的重要体征之一，还包括眼部疼痛、视力下降、复视、头痛等。诊断需要一些检查方法，如检查视力、眼底、眼球突出度等，较为特殊的要做实验室检查、眼眶 A/B 超、眼眶 CT/MRI 等检查后才能确诊。

5. 患了眼眶肿瘤，眼球为何会突出呢？

如果眼眶里长了肿瘤，肿瘤会占据一定眼眶空间，就会压迫眼球，往前推眼球，引起眼球突出。

6. 眼球突出都是由眼眶肿瘤引起的吗？

不一定。引起眼球突出的原因有很多，眼眶肿瘤只是其中一种。内分泌疾病（如甲状腺相关眼病）、眼眶炎症、眼眶外伤等都可能引起单眼或双眼眼球突出。

（七）斜视与弱视

1. 双眼矫正视力达不到 0.8，就是弱视吗？

不一定。弱视是一种发育性眼病，不同年龄段儿童的视力发育水平是不同的。3～5 岁儿童的矫正视力不低于 0.5，6～7 岁不低于 0.6，7 岁以上不低于 0.7。只要双眼矫正视力高于相应年龄段视力下限，并且双眼视力相差不超过两行，就不能诊断为弱视。

2. 矫正视力达不到相应年龄段视力，该眼就可以诊断为弱视吗？

不可以。弱视的诊断需要具备三个必需条件：

（1）在视觉发育期内发生。

（2）有明确的 4 个原因（有且只有）：形觉剥夺、屈光参差、屈光不正、斜视。

（3）矫正视力达不到相应年龄段视力下限或双眼视力相差超过两行。

缺少上述三个条件中的任何一个，都不应轻易诊断为弱视，需要进一步寻找视力下降的其他原因。

3. 儿童视觉发育期是指哪个年龄段？

0～12 岁是视觉发育的敏感期，其中 0～3 岁是关键期。关键期内视觉系统十分脆弱，数天短暂的遮盖就可能导致严重的弱视发生。视功能的发育与儿童智力、语言、运动等功能的发育基本同步，本质上是脑功能发育的一部分，具有可塑性。

4. 什么是视觉发育的可塑性？

视觉发育的可塑性是指视觉系统的发育可以被外界视觉环境因素所改变的特性。临床表现为在这一时期内，视觉系统的功能可以被异常的视觉经验或刺激破坏，导致视觉发育停滞、迟缓或异常，也可以在异常视觉经验纠正后继续正常发育，即视觉系统的功能可以变好也可以变差。视觉发育的可塑性存在个体差异，年龄越小可塑性越好。视觉发育的可塑性是弱视发生和可以被治疗的重要原因。

5. 眼部有明确的导致视力下降的器质性病变，就不能诊断为弱视吗?

不正确。弱视的诊断不需要排除眼的器质性病变。儿童的眼部器质性病变往往同时合并弱视的问题，在诊治的过程中应引起足够的重视，不要错过最佳治疗时机。例如:

（1）先天性白内障是导致重度形觉剥夺性弱视的重要原因之一，确定手术治疗的指征和时机时，应充分考虑弱视的问题。

（2）儿童角膜肿物、外伤等病变，处理时要注意病变对视力发育的影响。

（3）儿童先天性、遗传性或发育性视网膜黄斑病变者，也需要检查有无合并屈光、斜视等导致的弱视问题，积极处理可以改善视力的弱视问题。

6. 确诊有眼球器质性病变的儿童，应先处理眼部病变，再进行弱视治疗吗?

不正确。弱视是视觉发育性疾病，越早发现越早治疗，效果越好。弱视的治疗应该伴随眼部其他病变治疗的全过程，尤其在需要手术治疗的眼病中，应充分权衡手术可能对弱视治疗造成的影响。例如先天性角膜皮样瘤是一种稳定的良性角膜肿物，可以通过手术切除联合板层角膜移植治疗，手术时机的选择应权衡病灶对瞳孔和角膜散光的影响，以及手术后角膜不规则散光和板层植片对视觉发育的影响程度，来确定是尽早手术还是在视觉发育期后再手术。

7. 如何鉴别屈光不正与屈光参差性弱视?

应先按照弱视的诊断标准确诊为弱视，然后根据双眼的散瞳验光结果来判断:双眼球镜相差≥1.50 D 或是散光相差≥1.00 D，易导致度数高的眼诊断为屈光参差性弱视;远视性屈光度数≥5.00 D、散光度数≥2.00 D，容易导致双眼屈光不正性弱视。通常，屈光不正性弱视在首次戴镜后 3～6 个月矫正视力仍达不到正常水平时才予以诊断。屈光不正性弱视的治疗效果好于屈光参差性弱视。

8. 黄斑是视力最敏感的结构，所以对弱视眼的黄斑进行直接物理治疗效果好，这样对吗？

不正确。黄斑是视网膜形觉视力最好的部位，但弱视并不是黄斑结构和功能的异常，而是整个视觉神经通路加工、处理视觉信息的功能异常，本质上是一种视觉中枢的功能性疾病。迄今为止，未发现弱视的黄斑在形态和功能上有异常。针对黄斑局部照射、营养等治疗并不是弱视的经典治疗方法，应当避免过度治疗可能发生的潜在损害。

9. 弱视孩子能不能看电视和手机？

可以。看电视和手机并不会导致弱视的发生或加重。弱视儿童在接受正确的眼睛矫正和遮盖治疗后，适当地看电视和手机有助于弱视眼的使用，可能有利于促进视功能的改善。但长时间看电视和手机，有增加近视发生或加深的风险。

10. 遮盖治疗会不会降低好眼的视力？

一般不会。对好眼的遮盖是弱视治疗最经典、最经济的方法，安全有效。遮盖好眼的目的是增加弱视眼的使用和视觉刺激，减少好眼对弱视眼的抑制作用。个别长时间遮盖（一般超过每天 6 小时）的孩子会出现遮盖眼的视力下降，但在停止或减少遮盖时间后都会恢复。遮盖治疗使双眼视力达到平衡，比单眼视力的提高更有意义。

11. 是不是遮盖好眼的时间越长，效果越好？

不一定。研究表明，对好眼的遮盖每天低于 2 小时无效，超过 6 小时与全天遮盖的疗效无差别。所以，遮盖治疗的适宜时间为每天 2～6 小时，在此范围内，根据弱视的程度适当增加遮盖时间会增强治疗效果。

12. 遮盖治疗过程中，孩子不愿配合遮盖，老是喜欢打开遮盖偷看，有什么好办法？

学龄儿童由于遮盖眼罩影响外观而不愿意在学校遮盖；重度弱视的孩子由于视力差，遮盖好眼后视物不清而拒绝遮盖，因而常常出现在无家长监督时，偷偷打开遮盖或从遮盖片侧面偷看的情况，从而达不到遮盖的治疗效果。解决的办法有：

（1）有远视的儿童，可以用阿托品眼膏或眼液对好眼散瞳，每周一次，可以达到与遮盖相同的效果。等弱视眼的视力改善后再使用遮盖或压抑膜等其他方法。

（2）可使用粘贴式眼罩，直接粘贴在眼睑周围的皮肤上，防止偷看。但要注意长期使用产生的皮肤过敏和接触性皮炎等问题。

（3）使用 Bangerter 压抑膜，贴于眼镜片上的半透明膜，外观比眼罩有所改善。

13. 年龄超过 14 岁的青少年进行弱视治疗还有效吗？

不应放弃治疗，弱视治疗的最佳时间是学龄前。但研究表明，视觉发育的可塑期在个体间存在较大差异，并且在特殊条件下可以被重新激活。对于年龄超过 14 岁的青少年，弱视治疗仍可以取得一定的疗效，尤其是从未进行过弱视治疗的青少年，疗效更明显。通过经典的屈光矫正联合遮盖治疗，仍有平均 1 ～ 2 行的视力改善，部分患者效果更好。

14. 弱视治疗后，双眼视力正常且相等了，就可以不用戴眼镜了吗？

不正确。弱视是发育性眼病，在视觉发育可塑期内，只要导致弱视的病因存在，弱视就可能复发。研究表明，1/4 的弱视会在停止治疗后 1 年内复发。所以，对于屈光相关的弱视，应在视力达到正常后继续佩戴眼镜，并持续每 2 ～ 3 个月监测一次视力变化。遮盖治疗可以在视力连续 3 ～ 6 个月正常稳定后逐渐减量停止。

15. 有没有专门治疗弱视的眼镜？

经典的弱视治疗主要包括去除形觉剥夺、矫正屈光不正、矫正斜视、遮盖治疗。所有能够从上述四个方面发挥作用的眼镜，都有治疗弱视的作用。因此，不存在专门用来治疗弱视的眼镜。比如，角膜接触镜有解决屈光参差和角膜不规则散光的作用，带瞳孔的隐形眼镜可以增加无虹膜儿童的景深和减少眩光，三棱镜可以矫正小度数斜视，双光或渐进眼镜可以减少近距离斜视等，都是用来治疗不同类型弱视的特殊眼镜。

16. 弱视会不会遗传？

弱视是发育性眼病，不是遗传性眼病，所以绝大多数弱视不会遗传。但导致弱视的危险因素往往具有家族遗传背景，如远视、散光、上睑下垂、斜视、角膜晶状体病变等。所以，父母有弱视者，孩子发生弱视的风险会增加，应尽早进行眼科检查。

17. 斜视的诊断主要靠医生检查，家长的观察多数不可靠，对吗？

不正确。双眼对视是婴幼儿表达情感的重要途径，8 个月大的婴儿就具有与母亲对视的功能，此时出现眼位异常最容易被家长发现。对于一些间歇出现的斜视类型，家长的观察和及时发现更加重要，比如间歇性外斜视和调节性内斜视、垂直性分离性斜视、周期性斜视。因此，就诊时医生应重视家长的观察，认真检查确认有无斜视。一次就诊检查未发现斜视的，应遵医嘱随诊复查，进行多次检查，避免漏诊。

18. 儿童太小，斜视应等长大后再治疗，对吗？

不正确。绝大多数斜视不会自行康复，斜视会对双眼视功能造成不可恢复的损害，越早就诊治疗，预后越好。斜视还会对学龄期儿童造成心理上的压力，妨碍其社交、进行体育活动和学习。斜视一旦发现，就要尽早就诊处理。

19. 斜视可以通过戴眼镜治疗吗？

可以。任何一种斜视者应首先矫正有意义的屈光不正，治疗可能存在的弱视；对于儿童内斜视，通过佩戴正确的眼镜可以使约 1/3 的内斜完全矫正，1/3 部分矫正；间歇性外斜视可以在佩戴眼镜后得到部分改善。

20. 戴眼镜矫正斜视效果太慢，治疗时间太长，是否可以直接做手术治疗?

不可以。任何一种斜视者应首先矫正有意义的屈光不正。通过戴眼镜矫正有改善的斜视，应密切定期随诊，观察斜视的变化。眼镜可以完全矫正的斜视，不可以通过手术治疗，否则手术后斜视会变得更加复杂；眼镜可以矫正部分的斜视，在足够的观察时间后（6～12个月），根据视力和双眼视的情况进行手术，才可以获得好的手术效果。

21. 斜视通过手术成功矫正，手术后就不用戴眼镜了吗?

要继续戴眼镜。手术后第一天就要继续戴眼镜。通过眼镜来矫正屈光不正，有利于手术后双眼视功能的维持和恢复，从而保持斜视手术的效果，减少斜视复发。部分调节性内斜视，手术后仍需要通过眼镜来矫正斜视中的调节成分。

22. 斜视会不会遗传?

多数斜视不会遗传，但有家族遗传的倾向，父母有斜视者，子女出现斜视的风险增大。

23. 家长觉得小孩有斜视，医生检查却说没有，这是怎么回事?

多种情况可以导致假性的斜视外观，比如鼻梁宽大扁平，遮挡鼻侧的白眼球，会产生内斜"斗鸡眼"外观；孩子因为散光、视力不良而习惯歪头、侧方注视看电视，也会感觉像斜视；眼表或结膜炎症不适出现偶尔"翻白眼"或挤眉弄眼等动作，会在家长过度关注和责备下强化，表现为"斜视"外观。只要双眼的视力正常，医生通过角膜映光和遮盖试验均未发现斜视，就不必担心，定期观察和随诊即可。

(八) 全身病相关眼病

1. 正常成年人血糖标准是什么?

（1）正常成年人空腹血糖标准：空腹全血血糖为3.9～6.1 mmol/L，血浆血糖为3.9～6.9 mmol/L。当空腹全血血糖≥6.7 mmol/L，血浆血糖≥7.8 mmol/L时，重复测定2次后可诊断为糖尿病；当空腹全血血糖在5.6 mmol/L以上，血浆血糖在6.4 mmol/L以上时，应进一步做糖耐量试验；当空腹全血血糖 >11.1 mmol/L 时，即可诊断为糖尿病。

（2）正常成年人餐后血糖标准：餐后 1 小时，血糖 6.7～9.4 mmol/L，最多不超过 11.1 mmol/L；餐后 2 小时，血糖≤7.8mmol/L；餐后 3 小时，恢复正常。各次尿糖均为阴性。

2. 我国糖尿病的发病情况严重吗？它对全身有哪些损害？

随着社会经济条件改善，人的寿命延长，我国糖尿病患者逐年增多。据统计，1997 年，我国糖尿病患病率为 2.51%，而到 2007 年，糖尿病的患病率达 9.7%，截至 2010 年，该数值已达到 11.6%，即我国 18 岁以上的成年人中约有 1.1 亿人得了糖尿病。我国糖尿病患者中，糖尿病视网膜病变的患病率达 44%～51.3%，它已成为我国居民的四大致盲性眼病之一。糖尿病患者持续性高血糖导致全身各组织器官的微血管发生病变，微血管的周细胞坏死，之后内皮细胞也随之变薄，血管内屏障功能受损，血管内的液体成分由管内渗入组织中，造成各器官的病变和功能障碍，如引起感染、神经病变和糖尿病肾病、糖尿病视网膜病变、糖尿病足等等。

3. 糖尿病眼病有哪些种类？

糖尿病患者由于血糖持续处于高水平，微循环遭到破坏，可发生各种眼病，如白内障、青光眼、角膜病变、玻璃体浑浊、视神经萎缩、黄斑变性、眼肌麻痹、糖尿病视网膜病变等。其中，糖尿病视网膜病变是一种主要的致盲性疾病。糖尿病视网膜病变患者眼中的世界如图 3-8 所示。

4. 什么是糖尿病性角膜病变？

糖尿病可引起反复发作的角膜溃疡、持续性上皮缺损、角膜水肿、角膜敏感度下降、内皮荧光渗透增加等。糖尿病性角膜病变时，高血糖会造成患者泪液分泌量下降、泪膜不稳定等，可引起不同程度的干眼症状，并使角膜上皮持续性缺损，炎症细胞浸润，最终形成难以愈合的角膜溃疡；另外，高血糖会影响角膜神经末梢的敏感性，造成角膜敏感度下降，长期损害可引起角膜水肿等，严重影响患者的视力。

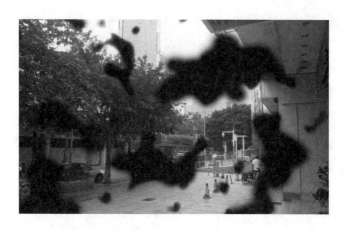

图 3 - 8　糖尿病视网膜病变患者眼中的世界

注：图片由吴枫绘制。

5. 糖尿病性青光眼是怎么形成的？有什么严重后果？

糖尿病患者的血糖持续处于高水平时，血液中的高糖环境使得动脉血管发生粥样硬化，微血管基底膜增厚，糖原沉积，脂肪样和透明样变性，尤其是视网膜的血管损伤，造成视网膜缺血缺氧。此时视网膜中的血管组织就会产生诱导新生血管的细胞因子，即血管内皮生长因子，它在眼内会诱导视网膜和虹膜产生新生血管。当虹膜新生血管不断生长延伸到房角的地方，就会堵塞眼内房水的流出通道，导致眼压升高，造成新生血管性青光眼。此类青光眼对视力的影响十分严重，而解决视网膜的缺血缺氧问题是治疗的关键。

6. 糖尿病性玻璃体混浊是一种怎样的眼病？

糖尿病患者血糖较高时，会引起玻璃体发生液化变性，进而出现玻璃体浑浊，主要临床表现为眼前有小黑影飞来飞去，严重时影响视力，导致视力模糊。此时应重点治疗原发病，尽快稳定血糖。

7. 什么是糖尿病视神经病变？如何治疗？

糖尿病患者眼部微循环受损，眼睛整体处于缺血缺氧状态，易引起缺血性视神经病变。糖尿病视神经病变的特征性表现为突然视力下降，可伴有程度不等的头痛或眼痛，中心视野或周边视野受损。眼底检查时可见视盘出现轻中度水肿，偶尔伴有水肿区表面的神经纤维层出血，还可见到散在出血点及黄白色渗出等糖尿病性视网膜改变。控制血糖、血压，降低眼内压，改善视神经缺血缺氧的状态是治疗此类问题的关键步骤。

8. 糖尿病患者的黄斑为什么会变性？对视力有何影响？

糖尿病性黄斑变性是指位于黄斑区域内任何类型的由糖尿病导致的视网膜病理损伤，一般包括黄斑水肿、出血、渗出、微血管瘤和微血管闭塞，以及在病变晚期产生的黄斑前膜、牵拉性黄斑裂孔、黄斑异位等，其中，黄斑水肿会引起视力急剧减退。糖尿病患者黄斑变性后眼中的世界如图 3-9 所示。

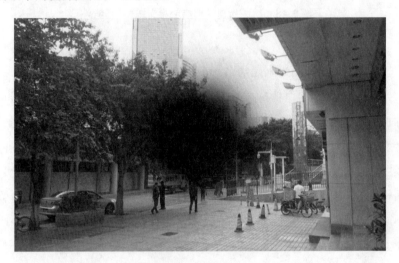

图 3-9 糖尿病患者黄斑变性后眼中的世界

注：图片由吴枫绘制。

9. 糖尿病性视网膜脱落是如何形成的？后果严重吗？

糖尿病患者血糖较高，微循环受到破坏，视网膜长期处于缺血缺氧状态，进而产生大量视网膜新生血管；新生血管长入视网膜内界膜与玻璃体后界面间，形成纤维血管膜；新生血管脆性较大，易破裂出血，大量的积血进入玻璃体中，而玻璃体的积血、机化等会造成视网膜牵拉，引起牵拉性视网膜脱离。

10. 糖尿病性眼肌麻痹是怎么回事？可以恢复吗？

糖尿病性眼肌麻痹多发生于患有轻型糖尿病的老年人，一般属于糖尿病初期表现，并不十分常见。患者由于血糖升高而发生了血管性的损害，致使动眼神经或外展神经或二者同时发生麻痹，偶尔会伴有眼痛或同侧头痛。大部分患者在严格控制血糖后可完全恢复。

11. 糖尿病患者近期出现了近视，它的发生原理是什么？

糖尿病患者血糖较高，使身体内大量的糖和盐排出，血液中的无机盐含量下降，导致房水渗入晶状体中，使之变厚变凸，屈光度数增加，变凸的晶体对光线的折射能力变强，外界物体成像于视网膜前，形成了近视。

12. 糖尿病患者为何会出现白内障？

糖尿病患者的血糖升高，循环进入晶状体内的葡萄糖相应增多，这些葡萄糖经过一系列反应后转化为一种叫作"山梨醇"的物质蓄积在晶状体内，从而导致晶状体的渗透压增高，晶状体发生肿胀继而出现混浊。

13. 糖尿病性白内障有哪些临床表现？

（1）真性糖尿病性白内障一般多发生于Ⅰ型青少年糖尿病患者，它的病情进展十分迅速，双眼可在短期内发展为完全性白内障。一般情况下，当血糖升高时，房水会渗入晶状体中，使晶状体变凸，眼睛出现近视改变；而当血糖降低时，晶状体内的水分渗出，晶状体会变得扁平，从而出现远视。

（2）糖尿病患者合并老年性皮质性白内障的情况比较多见，其发病比普通的老年性白内障更早，并且由于血糖升高的影响，病情的进展速度也更快。

14. 糖尿病性白内障该如何进行治疗？

糖尿病性白内障患者在治疗时，首先应严格控制血糖，去除全身性因素。目前全世界有超过40种抗白内障药物在临床上使用，但其疗效并不十分明确，也不能有效阻止或逆转晶状体混浊，因此手术是治疗各种白内障的主要手段。

15. 糖尿病视网膜病变的发病原理是什么？

糖尿病患者因高血糖致视网膜微血管发生病变，微血管的周细胞坏死，随后内皮细胞变薄，视网膜内屏障功能受损，血管内的液体成分由管内渗入组织中，造成视网膜病变和功能障碍。糖尿病视网膜病变是糖尿病眼病不可逆盲最严重的并发症，也是我国四大致盲性眼病之一。糖尿病视网膜病变的严重程度与病程长短和血糖控制程度相关，而与患者年龄、性别及糖尿病类型关系不大。

16. 糖尿病视网膜病变分为几期？各期的表现是什么？

为了反映眼底病变的严重程度及更好地采取相应的治疗，我国眼科界于1983年制定了糖尿病视网膜病变分期及黄斑水肿分级标准。糖尿病视网膜病变按严重程度分为：非增殖期糖尿病性视网膜病变（或称单纯型、背景型）（NPDR）及增殖期糖尿病视网膜病变（PDR），如表3-1所示。

表3-1　糖尿病视网膜病变的分期

疾病严重程度	散瞳眼底检查所见
无明显视网膜病变	无异常
轻度 NPDR	仅有微动脉瘤
中度 NPDR	微动脉瘤，轻于重度 NPDR 表现
重度 NPDR	无 PDR 表现，出现下列任一表现： （1）任一象限有多于20处视网膜内出血 （2）>2个象限静脉串珠样改变 （3）>1个象限显著的视网膜微血管异常
PDR	出现以下任一改变： （1）新生血管形成 （2）玻璃体出血 （3）视网膜前出血

资料来源：赵堪兴、杨培增主编《眼科学》（第8版），人民卫生出版社2013年版。

17. 糖尿病视网膜病变所致黄斑水肿有什么危害？不同分级有什么不同的表现？

糖尿病视网膜病变时，视网膜内屏障遭到破坏，视网膜出现水肿，而长期的黄斑水肿会形成黄斑囊样水肿，造成视力明显下降，对患者影响非常大。

黄斑水肿分级标准，如表 3-2 所示。

表 3-2 黄斑水肿分级

疾病严重程度	检查所见
轻度糖尿病性黄斑水肿	远离黄斑中心的后极部视网膜增厚和硬性渗出
中度糖尿病性黄斑水肿	视网膜增厚和硬性渗出接近黄斑但未涉及黄斑中心
重度糖尿病性黄斑水肿	视网膜增厚和硬性渗出累及黄斑中心

资料来源：赵堪兴、杨培增主编《眼科学》（第 8 版），人民卫生出版社 2013 年版。

18. 糖尿病视网膜病变该如何进行治疗？

糖尿病视网膜病变的患者应严格控制血糖，治疗高血压、高血脂，定期检查眼底并在必要时进行荧光血管造影。部分增殖期的患者可进行光凝治疗，以防止新生血管形成，或使已形成的新生血管退化，预防出血，从而阻止病变继续恶化。而对于已经出现玻璃体积血的患者，当玻璃体积血长时间不吸收时，为了防止其机化后造成牵拉性视网膜脱离，可进行玻璃体切除术。另外，此类患者可适当使用改善微循环的药物，作为辅助治疗。

19. 糖尿病眼病有什么好的预防措施吗？

患者一旦发现糖尿病后，应在内科医生指导下严格控制血糖、血压、血脂，定期检查眼底。另外，医疗机构应加强科普宣教，争取做到早诊断、早治疗，将患者可能出现的损害降至最低。

20. 糖尿病眼病患者为何一定要进行眼健康管理？

糖尿病是一种高发性、全身性、长期性疾病，对全身各器官尤其是眼睛的影响极大。眼健康管理以眼病预防为主导，以早发现、早诊断、早治疗为原则，通过全面的检查、专业的评估及系统的干预方案来管理糖尿病患者的眼部健康，力争以最小的资源投入换取患者最大的健康效益，通过提高患者的视觉质量来提高其生活质量。

21. 关于高血压，世界卫生组织的诊断标准是什么？分几类？

世界卫生组织（WHO）2005 年给出的高血压诊断标准如表3 - 3所示。

表 3 - 3　2005 年世界卫生组织给出的高血压诊断标准

类型	收缩压/mmHg	舒张压/mmHg
理想血压	< 120	< 80
正常血压	< 130	< 85
正常高值	130 ～ 139	85 ～ 89
1 级高血压（轻型）	140 ～ 159	90 ～ 99
2 级高血压（中型）	160 ～ 179	100 ～ 109
3 级高血压（重型）	≥180	≥110
单纯收缩期高血压	≥140	≤90

资料来源：《中国高血压防治指南》，中国医药科技出版社 2018 年版。

高血压分为原发性和继发性，大约90%的患者为原发性高血压，继发性高血压仅是疾病的一个症状，如肾病性、妊娠高血压等。据流行病学调查，截至 2014 年，我国高血压的平均患病率为29.6%，男性（31.2%）略高于女性（28.0%）。所有高血压患者中，知晓率、治疗率和控制率分别为42.6%、34.1%和9.3%，达标率为27.4%。高血压可引起全身大小动脉的病理性改变，起初为细小动脉痉挛，逐渐发展后导致小动脉血管内膜下玻璃样变、小动脉血管管腔变窄，最后血管壁纤维坏死，继而动脉硬化，使脏器血供减少而发生病变，尤其以心、脑、肾的损害为重。高血压可造成高血压心脏病、高血压脑病、慢性肾功能衰竭、高血压危象、视网膜病变、主动脉血管病变等一系列全身疾病。

22. 高血压患者为何需要定期检查眼底？

眼底是全身唯一可以直接在活体上观察到血管的地方。长期高血压会造成全身大小动脉病变，主要累及的眼底血管有睫状血管、视网膜中央动脉主干和近视乳头的大血管，眼底检查能够清晰地发现血管的改变。因此，高血压患者定期检查眼底，不仅对眼底病变以及程度起到监控作用，也有助于为高血压性全身病的诊断治疗提供参考。

23. 高血压性眼底动脉硬化有哪些临床表现？

高血压早期时眼底正常，全身动脉压升高时，会造成视网膜动脉收缩，动脉因痉挛而狭窄变细，动脉静脉的管径比由正常的2∶3变为1∶2或1∶3，管径粗细不均，血管扭曲，特别是黄斑区的小血管表现更加明显。而高血压长期发展下去，造成视网膜动脉反光增宽、血柱颜色变浅、动静脉交叉压迫等动脉硬化征，继而出现视网膜动脉硬化。

24. 高血压会引起哪些眼病呢？

高血压对眼部有一系列的影响，可直接导致高血压视网膜病变，还可引发视网膜静脉阻塞、视网膜动脉阻塞、缺血性视神经病变等眼部血管病变。另外，它增加了糖尿病视网膜病变发生发展的危险性，并与青光眼及年龄相关性黄斑变性的发病有关。

25. 什么是高血压视网膜病变？它有哪些眼底改变？

视网膜、脉络膜以及视神经的血液循环随着血压的持续升高逐渐发生病变，一般分为四个阶段。

（1）视网膜血管出现痉挛，患者表现为广泛的小动脉狭窄。

（2）视网膜血管出现动脉硬化样改变，患者眼底表现为弥漫或局限的小动脉狭窄、小动脉出现银丝或铜丝样改变以及动静脉压迫征。

（3）血－视网膜屏障破坏，出现视网膜出血、硬性渗出和棉絮斑。

（4）血压持续升高可致颅内压增高，出现视神经水肿，引起高血压视神经病变。

26. 高血压视网膜病变主要分几级？

临床中一般将高血压性眼病分为四级，其中1、2级指良性高血压，3、4级指恶性高血压。

（1）1级：视网膜动脉轻微收缩并有少许迂曲，患者高血压较轻。

（2）2级：视网膜动脉有局部狭窄，有动静脉交叉征。患者血压较前升高，尚无自觉症状，心肾功能良好。

（3）3级：视网膜动脉出现明显局部收缩，并伴有出血、渗出及棉绒斑，即已出现高血压性视网膜病变。多数患者同时有显著动脉硬化，血压持续处于高水平，有心肾功能损害。

（4）4级：上述视网膜病变较严重，并伴有视乳头水肿，即出现严重高血压性视网膜病变。部分患者伴有严重的心、脑及肾损害。

27. 什么是恶性高血压？它会对眼睛造成哪些危害？

恶性高血压是短期内突然发生急剧的血压升高，引起视网膜及脉络膜血管代偿失调，视网膜血管显著缩窄，视网膜普遍水肿，眼底可见多处片状出血及大片棉绒斑及视盘水肿。恶性高血压将对视力造成十分严重的影响。

28. 高血压是如何造成视网膜动脉阻塞的？

长期的高血压会对视网膜小动脉造成损害，引起散在的斑块样病变，出现由胆固醇结晶，或由纤维素、血小板、钙质或其他物质组成的栓子，该类栓子易造成视网膜动脉阻塞（RAO）和栓塞性心血管疾病。

本病的主要危险因素是高血压、糖尿病和吸烟。高血压患者出现小动脉栓子的危险性比非高血压患者高出 2 倍，吸烟的高血压患者患病的危险性则高出 6 倍。

29. 高血压与糖尿病视网膜病变有什么关系？

糖尿病视网膜病变是我国四大致盲性眼病之一，对视力损害非常大，而高血压是糖尿病视网膜病变发生和发展的危险因素之一。高血压导致糖尿病患者视网膜血管自我调节功能受损，视网膜血管内皮损伤以及血管内皮生长因子表达增多，从而使糖尿病患者发生视网膜病变的概率大大增加。

30. 高血压与缺血性视神经病变有什么关系？

高血压患者动脉系统受损，不仅使视网膜循环受到影响，同时也使视神经循环受到一定程度的影响，其中前部缺血性视神经病变最多，约占90%，患者的典型表现为突然的视力下降和视盘水肿。

31. 高血压与青光眼的发生有关吗？具体有什么关系？

研究显示，高血压很可能增加了青光眼发生及发展的危险性，其主要从三个方面产生影响。

（1）高血压病造成眼底微血管损伤，间接使视神经血供减少，加重视神经损害。

（2）青光眼损害了睫状循环系统的自我调节，而高血压则进一步干扰了这一调节机制。

（3）进行抗高血压治疗时，常常造成时段性低血压，而时段性低血压会减少视乳头血供，加重视神经损害。

32. 高血压眼病患者该定期做哪些检查？

高血压患者应在每年内或医生指定时间内进行常规眼底检查，并于必要时进行眼底血管荧光造影，以发现是否出现眼底病变，并尽量做到早发现、早诊断、早治疗。

33. 高血压眼病有哪些主要的并发症？

持续的高血压会造成高血压眼病，如不及时治疗，会引发一系列并发症。

（1）眼底出血：多见于已患有高血压、动脉硬化、糖尿病的患者，可发生于原发性高血压者，也可继发于视网膜静脉阻塞等疾病。患者多表现为视力下降，眼前黑影飘动，严重者可出现视力突然丧失而致盲。

（2）急性闭角型青光眼：多见于老年妇女，患者可伴有剧烈的头痛、眼痛、恶心、视力下降、看灯光时出现"彩虹感"等。

（3）视觉衰退：此类患者容易出现近视、干眼症、结膜炎等，眼睛干涩、发红，有异物感或灼热感，还可伴有眼痛、头痛、视力下降等。

34. 高血压眼病的治疗原则是什么？

（1）治疗原发疾病，控制血压。

（2）定期复查眼底情况，根据病变程度采取相应措施，主要治疗手段有全身药物治疗、激光治疗、病变部位给药（玻璃体腔给药）等。

35. 高血压患者在日常生活中有哪些注意事项?

高血压是一种慢性全身性疾病，需要在日常养成良好的生活习惯，注意三个方面的事项。

（1）合理饮食。包括减少钠盐摄入，补充钾、钙等微量元素，多吃蔬菜水果，不吸烟、不饮酒，减少脂肪摄入。

（2）增加体力活动。尤其是中老年人，日常可进行有氧运动、伸展及增强肌力练习，如步行、慢跑、打太极拳、练气功等。

（3）保持良好的心态，戒骄戒躁，维持心理平衡，避免精神压力和心情抑郁。对于高血压患者来说，心情愉快是十分重要的一环。

36. 什么是甲状腺相关眼病?

甲状腺相关眼病（TAO）是成年人最常见的眼眶病之一，属于自身免疫性疾病。常双眼发病，部分患者具有自愈倾向。患者的甲状腺功能可能亢进、低下或正常。甲状腺相关眼病是引起单眼或双眼突出的常见原因。

37. 甲状腺相关眼病患者都患有甲亢吗?

不是。由于甲状腺相关眼病的命名较为混乱，如甲状腺眼病、甲亢突眼等，因此对此有误解。临床上确实存在实验室检查甲状腺功能正常而单纯具有眼征者。研究发现，甲状腺相关眼病患者虽然甲状腺功能正常，但甲状腺内分泌轴（即丘脑下部—垂体—甲状腺轴）异常。此外，临床上发现有甲状腺功能低下者同样可伴随眼部病变，为强调眼部病变与甲状腺内分泌轴的关系，威特曼（Weetman）提出了"甲状腺相关眼病"的命名，较明确地表示了眼部病变与甲状腺内分泌轴异常的相关性，甲状腺相关眼部病变包括甲状腺功能亢进及正常或低下者。

38. 所有甲状腺相关眼病都需要强化治疗吗?

甲状腺相关眼病的治疗方法取决于患者的病情程度，而非均须强化治疗。轻度甲状腺相关眼病病程一般呈自限性，不需要强化治疗，以局部治疗和控制甲状腺功能异常为主。因为甲亢或甲减均可促进甲状腺相关眼病的进展，可戴有色眼镜减轻畏光症状，使用人工泪液、夜间遮盖角膜以消除角膜异物感，保护角膜，抬高床头减轻眶周水肿，戴棱镜矫正轻度复视。一般来讲，轻度甲亢突眼的病情是稳定的，不会发展为中度和重度甲亢突眼。中度和重度甲亢突眼才须在上述治疗基础上强化治疗。治疗的效果取决于疾病的活动程度。对于处于活动期的病例，强化治疗可以奏效，例如疾病的急性期或新近发生的炎症、眼外肌障碍等。对于病史较长的病例、慢性突眼、持续存在的复视，强化治疗效果不佳，往往需要眼科康复手术矫正。视神经受累是本病最严重的表现，可以导致失明，需要静滴糖皮质激素和眶减压手术急诊治疗。

39. 甲状腺相关眼病患者日常该如何防护？

甲状腺相关眼病与很多疾病一样，生活方式干预也很重要。平时生活中，应该严格戒烟，大量研究显示，吸烟可显著加重眼病病情；禁食辛辣刺激食物；少饮酒。这些食物对甲状腺相关眼病病情的加重具有推波助澜的作用。睡眠时枕头垫高些，可缓解因静脉回流受阻造成的眶压增高，减轻眼部症状。不要过于疲劳，尤其是不要长时间注视电脑屏幕；外出遇强日光照射时应佩戴墨镜，以减轻刺激症状；视物重影患者最好遮盖一只眼，以缓解症状；睡眠时如果角膜暴露，应在睡前涂眼膏，这样可防止出现暴露性角膜炎。

40. 药物能使眼睛外观变回正常吗？

这是很多患者关心的问题。遗憾的是，几乎不可能。在某种情况下，患者的眼球突出是在较短的时间内出现的，这说明患者眼眶内组织发生了较为急性的炎症水肿。这时可以使用较大剂量的糖皮质激素治疗，或者给予冲击治疗。治疗的主要目的是挽救视力，但是如果治疗反应良好，眼球突出、眼睑红肿等也可能有较大的改善。不过，即使有明显好转，也不太可能完全恢复到正常的样子。如果是针对一些缓慢发生的眼皮退缩、眼球突出、眼睛歪斜，还有一些继发的眼睑闭合不全、倒睫等问题，则药物没有办法逆转，多数需要手术治疗。

（九）低视力

1. 什么是低视力？

低视力并不是指某一种眼病，而是指患者经过所有可能的治疗，包括药物、手术治疗或戴合适的眼镜后，视力仍无法提升。双眼中较好眼的最佳矫正视力介于 0.05 ～ 0.3 之间，或视野半径 < 10°，但仍能应用或有潜力应用其残余视力去从事各项活动。

2. 视力残疾如何分级？

我国视力残疾标准如表 3 - 4 所示。

表 3 - 4　我国视力残疾的标准

类别	级别	最佳矫正视力
盲	一级盲	无光感～ < 0.02，或视野半径 < 5°
	二级盲	0.02 ～ < 0.05，或视野半径 < 10°
低视力	一级低视力	0.05 ～ < 0.1
	二级低视力	0.1 ～ < 0.3

资料来源：周翔天主编《低视力学》（第 3 版），人民卫生出版社 2017 年版。

3. 低视力与弱视有何区别？

弱视是儿童视觉发育时期形觉剥夺、高度屈光不正、斜视、屈光参差等原因导致的。如果及早发现，并经过积极的治疗，视力是能够达到正常的。低视力则是一个视力残疾的概念，是由各种先天或后天的眼部疾病引起的，即使经过药物、手术、训练等治疗或屈光矫正，双眼中好眼的最佳矫正视力仍低于 0.3。

4. 哪些眼病可能导致低视力？

低视力是由各种眼部疾病或视路神经病变引起的，主要导致低视力的眼病有白内障、青光眼、糖尿病视网膜病变、高度近视眼底病变、老年性黄斑变性、角膜病、遗传性眼病等。

5. 低视力有哪些表现？

低视力可由各种眼病引起，不同眼病所致低视力在临床表现上存在一定的差异，但总结起来主要包含六个方面。

（1）远视力和/或近视力低下。

（2）视远或视近时出现视物扭曲、变形。

（3）中心或周边视野受损。

（4）夜盲。

（5）色觉异常（红绿色觉、黄蓝色觉等）。

（6）对比敏感度下降等。

低视力患者视物的难易程度与其原发病存在很大程度的关联，另外，物体的大小、视物距离的远近、照明情况、物体颜色、物体与周围环境的对比度等都对其视物效果产生很大的影响。

6. 低视力患者可能出现哪些心理问题?

很多低视力患者，尤其是各种疾病造成短期内视力急剧下降的患者，往往无法接受既成事实而出现焦虑、苦闷、暴躁等情绪，此时需要及时进行心理干预；另外，低视力儿童由于心智尚未发育成熟，在受到同学等的嘲笑时也易出现偏激情绪，如不及时进行心理干预，可能对其成长造成一定程度的影响。

7. 低视力患者需要进行哪些检查来评估眼睛的功能?

（1）远视力检查。

（2）近视力检查。

（3）视野检查。

（4）对比敏感度及眩光检查。

（5）色觉检查。

（6）低视力验光检查。

（7）阿姆斯勒方格表检查。

8. 低视力患者为什么需要进行视野检查?

视野是视功能的一个重要方面，世界卫生组织规定视野半径小于10°者，即使中心视力正常也属于盲。某些疾病如晚期青光眼、视网膜色素变性等可能中心视力较好，但往往视野半径存留小于10°，也属于盲的范畴。视野检查对某些眼病的诊断，对判断眼病的发展过程、预后和治疗的效果具有重要意义。对于低视力患者，视野的检查是他们接受教育、工作定向和活动训练的一个重要指标。

9. 低视力患者的视野可能出现哪些变化？

（1）白内障患者可能出现部分或全视野的视物模糊，或出现视野暗点。

（2）青光眼患者早期为视野暗点，逐渐发展为视野弧形缺损，晚期发展为管状视野甚至盲。

（3）视网膜色素变性患者周边视野逐渐缩窄，最终发展为管状视野。

（4）黄斑变性患者可能出现视野中央视物扭曲变形或视野中央暗点。

（5）糖尿病视网膜病变患者可能出现斑片状视野缺损。

10. 低视力患者为什么需要进行对比敏感度检查？

对比敏感度检查是一种形觉功能的定量检查，不仅可以准确地测知低视力患者的残余视力，也能检查视觉系统的生理敏感性，全面了解其功能。例如视觉交流中，对面孔的辨认是很重要的，而面孔是低对比度的，若患者视力好，但对比敏感度受损，特别是低频对比敏感度受损，则在辨别面孔时遇到困难。常见的眼病如青光眼、白内障、视网膜色素变性等都可因对比敏感度的改变而影响视功能。对比敏感度检查的结果可以帮助我们了解低视力患者佩戴助视器前后视功能的变化情况，指导视光师帮患者选择助视器，为视觉康复的改善提供有效的、重要的数据。

11. 低视力患者为什么需要进行眩光检查？

眩光检查可用于诊断圆锥角膜、角膜水肿、白内障，进行角膜屈光手术，也用于评价低视力患者的视功能、人工晶状体的光学质量和眼前后段疾病，对低视力患者的视觉康复有着重要的指导意义和实用价值。如白内障患者即使视力 1.0，由于眩光的影响，也无法保证他们安全地在暗光下活动，所以对这些患者而言，对比敏感和眩光比视力更能代表患者的视功能。

12. 低视力患者为什么需要进行色觉检查？

色觉异常包括先天性和后天性。先天性色觉异常是一种连锁隐性遗传病；后天性色觉异常又称获得性色觉异常，任何从视网膜到大脑视皮质间的视路上所发生的损害都可以引起后天性色觉异常。色觉异常是低视力患者常见的视功能损害之一。对低视力患者的色觉检查，目的是全面评价他们的视功能，为进一步的工作定向、职业训练和教育提供指导。

13. 哪些眼病可引起儿童低视力？

可引起儿童低视力的眼病有无眼球、独眼、小眼球、眼组织缺损、眼白化症、无虹膜、全色盲、先天性青光眼、白瞳症、原发性视网膜色素变性、先天性白内障、先天性黄斑缺损、先天性眼球震颤等。

14. 儿童低视力与成人低视力有何不同？

（1）许多低视力患儿和盲童可能仅有短暂或根本没有视觉经验，缺乏进一步建立视觉记忆的能力。

（2）幼儿的调节能力强，所以低视力儿童阅读或书写时，眼睛与纸的距离可能非常近，这是成人所做不到的。

（3）患低视力的幼儿由于受到语言表达能力的限制，是意识不到自己有视觉缺陷的，但是他们往往能自然地利用其残余视力，区别于成人低视力患者。

（4）有些幼儿一出生即为盲或低视力，经过手术治疗后，也常常不像预期的那样即刻就恢复视力，大部分仍是低视力患儿，这样患儿的康复训练比成人低视力患者所花费的时间要长。

（5）低视力儿童的记忆一般以听觉和触觉记忆为主，但与成人低视力患者相比，其机械识记能力较强。

15. 老年人的低视力有何生理性特点？

老年人的低视力有七个方面的生理性特点。

（1）随着年龄增长，晶状体生理性调节力下降，导致近点远移，即读书、看报、写字等近距离的注视目标须稍移远才能看清楚，此种现象称为老视，或称之为"老花眼"。

（2）色觉异常。

（3）明及暗的适应能力下降。

（4）周边视野缩小。

（5）分辨空间相邻区域的对比敏感度的能力改变，老年人即使视力很好，也常会出现由于不能分辨视觉区域的对比及细节，因此不能辨别目标的情况。

（6）光线照射下眩光明显。

（7）立体感减弱。

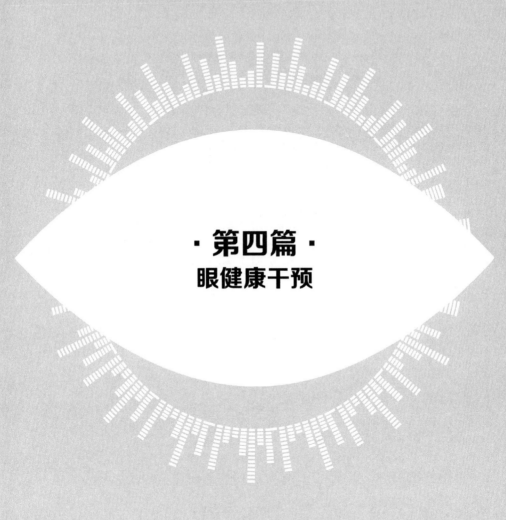

· 第四篇 ·
眼健康干预

一、光学矫正

（一）单光眼镜

1. 影响镜片厚度的因素有哪些？

眼镜片的厚薄除了与度数高低相关，毛坯镜片的直径大小、镜架的尺寸、瞳距都将直接影响镜片装框后的边缘厚度。

2. 如何为高度近视/高度远视患者挑选合适的镜架？

以镜圈尺寸＋鼻梁尺寸≌瞳距为标准，越靠近这个值，镜片装框后的效果越好，舒适度也会越高。

3. 旧镜片换新框架有什么注意事项？

旧镜片换新框架需要提供旧眼镜的配镜处方或旧眼镜的度数、瞳距、瞳高等数据。主要目的是了解原眼镜的状况，评估新装镜框后的配适情况，确保新换眼镜框的眼镜参数合适及更换镜架后戴得舒适。

4. 开圈镜片有什么优缺点？

开圈镜片的优点：镜片相对较薄、较轻；缺点：视野范围较普通镜片小，不美观。一般建议儿童使用。

5. 镜片越薄越好？

不是。同一折射率的情况下，镜片越薄，说明镜片的光学中心也越薄，镜片过薄可能引起一系列问题，比如镜片弯度容易变化、镜片易碎等等，一般树脂镜片的光学中心厚度最小要达到 1.1 mm。在屈光度数相同的情况下，折射率越高，镜片越薄；对于屈光度数不高的情况，不需要一味追求轻、薄，还需要考虑色散对戴镜者的影响。

6. 眼镜总向下滑的原因是什么？应如何应对？

（1）眼镜镜腿外张角太窄。

（2）眼镜镜腿外张角太宽。

（3）鼻托高度不够。

（4）镜腿耳挂弯度不合适。

（5）倾斜角不合适。

针对以上原因，须逐个调整。如果头型比较饱满，可以调整镜腿的弧度，戴眼镜会更稳更舒适。

7. 眼镜放在桌面上很平整，但戴上后总是一边高一边低，这是为什么？

眼镜经过标准调校后出现高低，一般是戴镜者两边耳朵高度不在同一水平线上，即"高低耳"；遇到这种情况时，只需要将一边镜腿调高（低）即可。每个人都有自己的特征，眼镜架须根据脸型来调整。

8. 为什么有些人戴眼镜总是偏向一边？

首先对眼镜进行标准调校，戴后还是偏向一边，则可判断为"大小脸"，即左右脸大小不对称。分辨哪边脸更大（更小），将脸较大（小）的那一边镜腿外张角调开（窄），直至眼镜鼻托处于鼻梁的对称位置。这样戴眼镜时就不偏向一边，鼻梁位的受力也会均匀。

9. 镜片边缘较厚，凸出镜框边缘很多，这样会刮伤眼睛和脸部吗？

不会。虽然磨边后的镜片侧面边缘会出现较尖锐的棱角，但加工师傅在装框之前会进行"倒边"，将棱角打磨光滑，所以不会出现刮伤的状况。

10. 压贴膜镜片有什么优缺点？

压贴膜的优点：

（1）比较薄，大约只有 $1 \sim 0.5$ mm。

（2）比重轻，一般使用压贴膜的眼镜都是因为度数非常高，单纯使用镜片矫正眼镜较重，戴得不舒适；使用压贴膜则可以大大减轻眼镜的重量。

压贴膜的缺点：

（1）不美观，外观上能看到有明显的线条。

（2）透光率比单纯镜片稍低，戴后对清晰度有轻微的影响。

11. 什么是远视性离焦？

使用普通单光镜片矫正近视，中心部位图像投射在视网膜上，但其周边部位却投射到视网膜后方，这种现象被称为远视性离焦。临床试验证实，视网膜周边部远视性离焦是导致近视度数不断加深的因素之一。

12. 周边离焦眼镜是如何控制近视增长速度的?

周边视网膜在眼球发育过程中起着重要的作用，传统光学矫正时，它又处于远视性离焦状态。周边离焦镜片是通过改变镜片周边区域的屈光力，使眼球通过镜片光学中心视物时周边部位成像在视网膜前方或上方，从而有效地抑制儿童眼轴增长，延缓近视发展的。

13. 有内隐斜或外隐斜的小孩可以配周边离焦眼镜吗?

可以，周边离焦眼镜对眼位没有要求，无论正位眼、内隐斜或外隐斜都可戴。

14. 配周边离焦有哪些注意事项?

（1）测量瞳高。瞳高测量采用非球面瞳高测量法，即以镜面垂直于地面、平视前方时点出瞳孔位置，瞳孔到镜框边缘为瞳高数据。

（2）镜框尺寸须在 45 mm 以上，框高无强制要求。镜面角接近 0 度效果较佳。

15. 第一次戴离焦镜时会出现不适吗?

戴离焦镜的不良反应主要表现在已有戴镜史的青少年身上，具体表现为视远不清，其原因与离焦镜的设计相关，需要适应 1 ～ 3 周时间。初次戴镜者和戴普通单光镜一样，没有明显的不良反应。

16. 周边离焦镜对近视度数增长的控制效果如何?

临床数据显示，周边离焦镜对于青少年近视而言，可以减缓近视增长速度的30%左右。

（二）双光眼镜

1. 双光眼镜有哪些类型?

双光眼镜共有五种常见类型：平顶双光、一线双光、圆顶双光、无形双光、双光棱镜。其中，双光棱镜属于近视控制镜片。

2. 双光棱镜是如何防控近视增长速度的?

双光棱镜是在看近区域增加一定度数的正下加光度（通常+1.00 D ～ +2.00 D），及增加底向内的棱镜，达到放松眼睛视近时的调节和集合。有研究证实，双光棱镜对部分儿童、青少年近视加深有控制效果。

3. 双光棱镜的适应证有哪些？

（1）双光棱镜适合 18 岁以下近视正在增长的青少年。

（2）对于外隐斜者，效果较为明显，最高可达到 62% 的控制效果。

（3）建议使用全框眼镜。

（4）适合 6 D 以下近视且屈光参差小于 2.5 D 的近视人群。

4. 双光棱镜有哪些缺点？

双光棱镜近用时除有近用下加外，还有底向内的三棱镜，导致镜片近用鼻侧较厚而颞侧较薄；双光棱镜属于双光镜的一种，镜片由远到近，度数跳跃较大，外观不如单光镜片美观。

5. 无线双光镜有什么优缺点？

无线双光镜的优点是具有单光的美观性而又有双光的功能性。缺点是无线双光与普通双光一样，只有远、近两个度数，无线双光在镜片上无明显的分界线，直接导致远近光度过渡线加宽，在戴时跳跃现象较普通双光明显。

6. 各类型双光镜如何测定瞳高？

平顶双光、一线双光的瞳高是眼睑以下 2 mm 至镜框下缘。圆顶双光、无线双光的瞳高测量则是下眼睑到镜框下缘。双光棱镜的瞳高测量与渐进镜相似，以瞳孔中心至下框边缘为瞳高数据。在实际测量中，可依据顾客的用眼习惯进行微调。

（三）多焦点眼镜

1. 什么是多焦点眼镜？

顾名思义，多焦点眼镜就是在一个镜片上有不同焦点的眼镜。同一副眼镜可以兼顾视远、中、近不同距离而不需要更换眼镜，外观上与普通单光镜一样。

2. 多焦点眼镜适用于哪些人群？

多焦点眼镜的覆盖面很广，青少年渐进、抗疲劳镜片、中老年老花用的渐进镜片都是用多焦点设计的镜片。

3. 青少年渐进镜如何防控近视增长速度?

青少年处在眼睛发育期,且近距离用眼时间长,调节过度是引起近视加深的原因之一。根据个人的调节与近用距离,给出合适的下加光,近用时减少眼睛的调节,可达到减缓近视加深的目的。

4. 青少年渐进镜有哪些适用人群及注意事项?

青少年渐进镜适合正视眼、内斜或内隐斜近视的青少年,外斜或外隐斜为禁忌。青少年渐进镜对镜框的要求不如普通渐进镜,建议框高在 24 mm 以上,尽量挑选与瞳距匹配的镜架。屈光参差大于 2.5 D 不建议配青少年渐进镜。戴眼镜时,视远时平视前方,视近时端坐桌前,眼睛稍往下看,不能趴在桌面上写字、看书。

5. 为中老年人挑选渐进镜时应从哪几个方面着手?

(1) 戴镜史。

(2) 工作环境。

(3) 用眼习惯。

(4) 用眼需求。

6. 戴渐进镜不适如何处理?

(1) 测量眼镜光度与处方度数是否相符。

(2) 询问顾客的使用方法是否正确。

(3) 对各标记进行复原,查看戴镜的度数等是否合适。

(4) 如以上 3 点不能解决问题,则重新验光,评估是否需要调整配镜处方。

7. 防疲劳眼镜适合哪些人群?

防疲劳眼镜主要适合 40 岁以下长时间视近的人群,主要目的是减少近用调节,达到缓解疲劳的作用。

(四) 隐形眼镜

1. 什么是隐形眼镜?

隐形眼镜也叫角膜接触镜,是一种戴在眼球角膜上,用以矫正视力或保护眼睛的镜片。根据材料的软硬，包括硬性、半硬性、软性三种。隐形眼镜不仅从外观和方便性上给近视、远视、散光等屈光不正患者带来了很大的改善，而且视野宽阔，视物逼真，在控制青少年近视、散光发展，治疗特殊的眼病等方面也发挥了特殊的功效。医院专家提醒，戴隐形眼镜需要到正规医院或者配镜机构做详细的检查，选择适合自己戴的隐形眼镜，并注意眼部卫生，避免引起其他眼部症状。如果戴后发现不适，及时到医院检查。

2. 隐形眼镜的基本验配流程是什么？

（1）询问戴镜者的戴镜历史和身体健康情况。

（2）戴镜前眼部常规检查以及隐形眼镜特殊检查。

（3）屈光检查。

（4）试戴和配适评估。

（5）配发镜片和配套护理用品。

（6）训练戴镜者学会戴镜和摘镜。

（7）训练戴镜者学会规范的护理程序。

（8）告知戴镜者使用隐形眼镜的注意事项。

（9）告知戴镜者复查时间。

3. 隐形眼镜验配过程中需要向戴镜者了解哪些情况？

（1）询问戴隐形眼镜的目的，包括生活、工作习惯、戴镜时间等。

（2）眼部病史，包括眼部疾病、外伤、手术和用药史。

（3）全身病史，包括全身疾病、用药和过敏史，特别是和眼部相关的全身疾病和药物。

（4）隐形眼镜戴镜史。

4. 隐形眼镜验配过程中需要做哪些检查？

（1）视力检查，包括屈光不正的度数和最佳矫正视力。

（2）双眼视功能检查（必要时）。

（3）角膜曲率检查和角膜地形图检查（必要时）。

（4）裂隙灯显微镜检查。

（5）泪液和泪膜评价检查。

5. 软性接触镜材料有哪些种类?

目前普遍使用的软镜材料主要分为水凝胶和硅水凝胶两大类。

（1）水凝胶包括三种：①PHEMA（聚甲基丙烯酸羟乙酯）；②HEMA（甲基丙烯酸羟乙酯）混合材料，是以 HEMA 为基质，加入其他辅料的亲水性软镜材料；③HEMA 材料，不含有 HEMA 成分的亲水性软镜材料。

（2）硅水凝胶材料，是将硅和水凝胶两种材料按照比例混合而成的。该材料既保留了水凝胶的优点，又大大提高了透氧性。

6. 软性接触镜材料如何分类?

软性接触镜材料分为四类：

（1）Ⅰ类。①低含水量（<50%）。②非离子性：由 PHEMA 材料构成，DK 值较低，通常不适合制作长戴型镜片，也是最不容易生成沉淀的材料。

（2）Ⅱ类。①高含水量（>50%）。②非离子性：DK 值较高，偶尔用来制作长戴型镜片。

（3）Ⅲ类。①低含水量（<50%）。②离子性：这些镜片表面的负电荷更容易吸引泪液中的正电荷蛋白质和脂质，故这类镜片比离子类更容易形成沉淀物。

（4）Ⅳ类。①高含水量（>50%）。②离子性：该类是用于制作长戴型镜片或抛弃型镜片的主要材料，透氧性高。这类材料最为活泼，最易形成沉淀物。

7. 什么是 DK 值（氧通透性)? 什么是 DK/L（氧传导性)?

DK 值，又称氧通透性，是描述镜片材料对氧通透的物理指标，是接触镜材料一个非常重要的属性，是材料本身的固有属性，和镜片厚度、后顶点屈光力无关。提高材料氧通透性需要较高的温度，要减少材料聚合物的交联结构或增大气压。DK/L 值，又称氧传导性，也可记为 DK/t，是描述接触镜片传导氧气的能力，其中 L 或 t 代表镜片的中央厚度或者局部厚度，不仅受 DK 值的影响，还受到镜片厚度的影响，与临床关系较 DK 更为密切。氧气通过镜片的传导和泪液泵的作用到达角膜，DK/L 是大致估计接触镜传导氧气到达角膜能力的指标，常用于描述接触镜对角膜氧供的影响。

8. 软性隐形眼镜在验配过程中有哪些重要参数?

(1) 直径选择。一般人眼角膜直径为 11 ～ 12 mm，软性隐形眼镜总直径要比角膜大，并且保证有大约 0.5 ～ 1 mm 的移动度，所以目前常用的隐形眼镜直径大约是 14 mm。

(2) 基弧。可以通过角膜曲率检查得到角膜的曲率值，并且在该数值的基础上平坦 0.3 ～ 1.5 mm 进行换算，得到最终的隐形眼镜基弧。

(3) 屈光度数。根据验光检查得出的数据，超过 4.00 D 需要进行镜片度数的换算，最终得到隐形眼镜度数。

9. 硬性隐形眼镜（RGP）的验配有哪些关键因素?

(1) 镜片直径的选择。硬性隐形眼镜的直径一般在 8.8 ～ 9.6 mm，根据试戴进行调整。

(2) 镜片的基弧选择。硬性隐形眼镜基弧根据角膜曲率的测定数值选择，然后通过裂隙灯观察镜片的松紧度，进行调整。

(3) 荧光素染色显像。使用荧光素钠染色剂滴入眼内，在钴蓝光下观察变色的泪水在镜下的分布，判断镜片基弧和直径是否合适。

(4) 观察镜片的中心定位和瞬目时镜片的活动度。

10. 硬性隐形眼镜的适应证和不适应证有哪些?

硬性隐形眼镜的适应证:

(1) 一般的近视、远视、散光、屈光参差。

(2) 高度近视、高度远视、高度散光、不规则散光。

(3) 圆锥角膜等角膜变性疾病以及角膜瘢痕所致的高度不规则散光。

(4) 眼外伤、手术后无晶体眼、无虹膜症。

(5) 角膜屈光手术后以及角膜移植术后屈光异常。

(6) 青少年近视控制与治疗。

（7）长期戴软镜出现严重的缺氧反应，或引发 GPC（巨乳头状结膜炎）而又无法放弃戴接触镜者。

硬性隐形眼镜的不适应证：

（1）一般接触镜的禁忌证。

（2）长期处于多风沙、高污染环境中。

（3）经常从事剧烈运动者。

（4）警察、消防员等特殊职业者。

（5）眼睛高度敏感者。

11. 什么是角膜塑形镜？

角膜塑形镜俗称 OK 镜，是一种特殊设计的硬性透气性接触镜，佩戴后可逐步使角膜的弧度变平，从而降低近视度数，提高裸眼视力。

12. 角膜塑形镜有什么作用？

角膜塑形镜主要在夜间睡眠时戴，主要作用有：①变平角膜弧度，降低近视度数，提高白天裸眼视力，对于一部分中度以下的近视患者，可以起到摘镜的作用；②可减慢近视度数加深的速度，适合近视持续加深的儿童、青少年使用。

13. 什么是角膜塑形镜的周边近视离焦作用？

周边视网膜近视离焦（物体通过眼球屈光系统成像在视网膜之前）可以抑制近视的发展；反之，周边远视性离焦（周边成像在视网膜之后）会增进近视的发展。从镜片的设计原理来说，框架镜片的光学成像设计仍然是在平面上完成的，而视网膜是弯曲的，因此除了镜片中央部分的成像正好在视网膜上，其他周边成像仍然在视网膜之后，即远视性离焦，这就会促使眼球向后方成像处生长（即眼轴拉长），继续加深近视。而对于角膜塑形镜来说，通过变平角膜曲率，周边成像通过变平的角膜后仍旧位于视网膜前，形成近视离焦作用，对于控制眼轴增长有显著的效果。

14. 和其他的隐形眼镜相比，角膜塑形镜有什么不同？

（1）和软性隐形眼镜相比，角膜塑形镜使用高透氧硬性材料，能获得更好的氧气穿透效果，夜间戴也不影响角膜的正常生理，且因为硬性材料含水量微乎其微，所以对泪液的影响远远低于软性硬性眼镜，安全性更高。

（2）和硬性透氧性角膜接触镜（RGP）相比，角膜塑形镜晚上佩戴，白天摘镜，使用更为方便，且角膜塑形镜能够控制眼轴增长，对近视控制的作用要优于 RGP。

15. 角膜塑形镜为什么可以夜间佩戴？

角膜塑形镜使用高透氧材料，闭眼（睡眠时）对角膜的氧气传导几乎没有任何影响，且角膜塑形镜在夜间睡眠时通过眼睑力量改变角膜曲率，达到塑形效果，提高白天裸眼视力，所以角膜塑形镜大多是夜间佩戴。

16. 角膜塑形镜适宜和禁忌人群分别有哪些？

角膜塑形镜适合 8～18 周岁，近视度数增加过快的儿童、青少年。也可应用于以下的成年人：有很好的戴镜矫正视力、排除眼部疾病、无戴隐形眼镜禁忌证的中低近视患者。特别适合于常常参加娱乐和体育活动，或者从事特殊职业者（日间不希望戴框架眼镜）。对激光近视术后视力不佳、需要再矫正的患者，也有一定的疗效。年龄低于 8 岁的儿童，由于年龄较小，戴操作依从性较差，故不建议戴角膜塑形镜。对于成年人来说，眼表有活动性炎症，眼内有白内障、青光眼、眼底病等眼科相关疾病也不适合戴。近视度数超过 -5.00 D、散光超过 -2.00 D 的患者，戴角膜塑形镜后白天视力不佳，须谨慎考虑。

17. 验配角膜塑形镜的流程是什么？

（1）排除眼科疾病和不适合戴隐形眼镜的其他情况。

（2）进行角膜塑形镜验配的相关检查，首先是精确的主觉验光确定度数，之后是角膜地形图、眼轴、角膜曲率等。

（3）根据检查结果选择镜片试戴评估，确定合适参数后闭眼戴镜 30～60 分钟，摘镜后评估效果。

（4）确定处方，医生和患者沟通后订片，并签订知情同意书。

（5）待镜片到货后预约学习操作佩戴以及护理的相关复诊时间。

18. 如何选择合适的角膜塑形镜?

目前，角膜塑形镜有众多来自全世界各个国家的品牌，国内品牌也包含在内。对近视度数、角膜地形图、眼轴长度进行检查后，可以挑选不同品牌的角膜塑形镜进行 30～60 分钟的试戴体验，最终根据试戴者的试戴舒适感来选择合适的镜片。对于近视度数较高、散光较大的情况，也可以按照检查结果进行专门定制。

19. 戴角膜塑形镜前需要做怎样的准备?

在戴角膜塑形镜之前，必须先剪除过长的指甲，然后使用肥皂或者不含护肤成分的洗手液彻底清洁双手；镜片必须清洁干净，如果有使用酵素或者 A + B 液等含有不能入眼的除蛋白或其他沉淀成分的清洁液，必须完全去除才可将镜片戴入眼。

20. 角膜塑形镜的护理有哪些注意事项?

每日护理镜片须按照清洁—冲洗—消毒—保存的步骤，每周必须使用酵素或者其他除蛋白的清洁液对镜片进行彻底清洗，再按照要求进行保存或戴。

21. 如何戴角膜塑形镜?

洗净双手，镜片清洁干净后，内曲面朝上放置于食指指尖，其他手指保证干燥，并拉大眼睑，使眼球完全暴露（通常右手中指拉开下眼睑，左右食指或中指拉开上眼睑）。戴得过程中眼球不要转动，最好保证注视前方，将镜片快速且轻柔地放在黑眼球中央，之后慢慢松手并眨眼瞬目。以同样方法戴另一只眼。

22. 角膜塑形镜停戴多久后可以接受激光矫正手术?

停戴角膜塑形镜 3 个月后，角膜完全恢复到戴镜之前的形态和生理，度数也能够完全恢复，这样就可以接受激光手术了。

23. 戴角膜塑形镜出现不适该怎样做?

初次戴角膜塑形镜大约有 1～2 周的适应期；经过适应期后，如果发现戴过程中出现刺激性的眼痛症状，眼红明显，无法睁眼持续清晰地看东西，则需要马上摘镜，重新清洗后再次戴。若症状没有减轻，则建议停戴，并与医生联系。必要时复诊，确定是否可以继续戴或做其他处理。

24. 戴角膜塑形镜后需要多久做复查随访？

拿到新的镜片以后，戴1天、1周、1个月要按时到医院复诊，并观察效果。长期的复查时间一般为每3个月或者半年复查一次，如中途出现戴镜不适或其他眼部症状，须及时就诊。

25. 角膜塑形镜复查需要做什么样的检查？

每次复查须做电脑验光，检查角膜地形图、裸眼视力，用裂隙灯观察眼表，必要时需要患者佩戴角膜塑形镜进行配适检查。超过3个月的复查还须进行眼轴长度的测量，以监测近视度数的发展情况。若使用镜片时间超过1年甚至更长，医生须在裂隙灯下专门检查镜片的磨损和沉淀情况。

26. 角膜塑形镜可以根治近视吗？

角膜塑形镜不能根治近视，但是它控制近视发展的疗效是肯定的。临床结果表明，大部分患者戴角膜塑形镜1年后眼轴长度（眼轴长度是近视增加的重要因素）的增加与戴普通单光框架眼镜相比至少减慢一半。

27. 戴角膜塑形镜是否安全？

目前，角膜塑形镜所使用的材料是高透氧透气性硬性材料，通过了美国FDA认证，规范戴得情况下对角膜的正常生理没有影响；同时，角膜塑形镜对角膜的塑形作用是一个可逆的过程，本身也是安全有效的。

28. 角膜塑形镜矫正近视与准分子激光治疗近视有什么区别？

角膜塑形镜适合18岁以下的青少年近视患者，矫正范围相对比较小（-1.00 D ~ 6.00 D），治疗过程是非创伤性的，并未改变角膜的组织和生理结构，规范戴不会对角膜造成伤害。角膜塑形镜对角膜形态的改变一般在停戴1个月左右可基本恢复戴前的状态，这种可逆性是区别于准分子激光手术的最大特点。

29. 一副角膜塑形镜可以使用多久?

制作角膜塑形镜使用的是高透氧透气性硬性材料,这种材料的使用寿命通常在 1.5 ～ 2 年。即使规范戴镜,有些镜片也会在 1 年左右出现变形、表面划痕、大量沉淀物,塑形疗效也会下降。若不及时更换镜片,可能对眼表造成危害,所以通常建议根据镜片的具体情况更换新的镜片。

30. 角膜塑形镜的矫正度数范围是多少?

近视度数在 -5.00 D(个别品牌可以达到 -6.00 D)以内,顺规散光在 -2.00 D 以内或散光度数少于 1/4 近视度数,角膜的曲率范围在 37.00 ～ 46.00 D。

31. 什么是绷带镜?

绷带镜又称治疗性接触镜,是利用接触镜作为类似“绷带”的作用来治疗某些角膜病变的;也可用作药物的载体,戴得过程中让药物缓慢释放,且增加药物在眼内的停留时间和有效浓度,在某些眼表疾病下使用,可以减少频繁滴眼的并发症,增加疗效。

32. 绷带镜片有哪些类型?

目前,绷带镜主要分为水凝胶和硅水凝胶镜片两类。

(1)水凝胶镜片。按照含水量,分为低(38% ～ 45%)、中(55%)、高(70% ～ 79%)含水量镜片;按照镜片厚度,分为厚镜片和薄镜片;按照使用周期,分为抛弃型镜片与传统型镜片。镜片系生物凝胶制成,质地柔软,光学性能佳,主要作用是保护角膜伤口。

(2)硅水凝胶镜片。采用高透氧的硅和良好液体传送能力的水凝胶结合起来的材料,镜片透氧性高,适合连续佩戴过夜,或病变需要较长时间戴镜的情况。

33. 绷带镜有哪些适应证?

(1)大泡性角膜病变。

(2)反复角膜上皮糜烂。

(3)持续性角膜上皮缺损。

(4)丝状角膜炎。

（5）干眼。

（6）外伤或面瘫等因素导致的眼睑闭合不全，眼球暴露。

（7）角膜移植术后，穿孔性角膜外伤等，绷带镜可以加速前房形成，保护伤口，利于伤口修复。

（8）角膜屈光手术后，绷带镜用于保护角膜上皮，促使伤口的愈合。

（9）眼科局部药物载体。

34. 戴绷带镜有哪些并发症?

主要的并发症是缺氧。缺氧会导致角膜上皮变薄，进而角膜基质水肿，新生血管生成，镜片沉淀物沉积，加剧乳头性结膜炎的产生。通常情况下，治疗性绷带镜片的成功率为 70%～90%。

35. 绷带镜使用有哪些注意事项?

（1）注意眼部并发症。戴时如果出现严重的眼部并发症，且镜片的使用不利于眼表疾病的恢复，必须立即停止戴镜。

（2）严格按照护理操作。在戴绷带镜片的时候，须严格按照护理要求进行操作，按时随访、更换镜片或按时停止使用镜片。

（3）根据不同的眼表疾病选择合适的镜片类型。例如，含水量较高的镜片不适合干眼的患者；角膜病变造成角膜前表面不规则改变时避免使用太薄的镜片；大多数角膜病变需要连续戴接触镜 1 周甚至数周，少数患者可能须戴数月，故尽量选择透氧性较高的抛弃型硅水凝胶镜片。

（4）遵医嘱，定期随访。戴绷带镜患者必须遵医嘱随访，如镜片出现损坏，应及时更换。戴镜早期需要局部使用抗生素。

36. 戴镜和摘镜前有哪些准备工作?

（1）剪除过长的指甲。

（2）把干毛巾或者干净的纸巾放在镜子前面，防止镜片掉落不易找出。

（3）使用肥皂或洗手液洗手。

37. 怎样戴隐形眼镜？

（1）用适量的多效护理液仔细清洁并冲洗镜片。

（2）软性隐形眼镜分清正反面后，内曲面朝上放置于右手食指尖。

（3）擦干其余手指以便拉开眼睑。

（4）右手中指往下拉开下眼睑。

（5）左手食指将上睑拉开。

（6）眼睛注视前方。

（7）食指将镜片快速轻柔地放在暴露的黑眼球中央。

（8）慢慢松开拉眼睑的手指，闭眼瞬目。

（9）按上述方法戴左眼镜片。

38. 怎样使用挤出法摘除硬性隐形眼镜？

（1）注视前方，睁大眼睛，保持眼睑瞪大。

（2）双手食指分别按压上下睑缘。

（3）按压上睑缘的食指顺闭眼之势，紧贴角膜并且向内挤压。

（4）镜片被顶出，并且被眼睑夹持。

（5）取出镜片。

39. 怎样使用剪切法摘除硬性隐形眼镜？

（1）左手掌心向内弯曲呈现碗状，放置于眼睛下方以便承接落下的镜片。

（2）注视前方或者稍向鼻下方向看。

（3）尽力睁大眼睛，将右手食指放在外眦的位置。

（4）该食指朝外上方拉眼睑使其绷紧，同时用力眨眼，待镜片脱离眼表后取下镜片。

（5）按照同样的方法取下另一侧镜片。

40. 怎样使用吸棒摘除硬性隐形眼镜？

（1）注视前方。

（2）双手指拉大上下眼睑。

（3）使用吸棒对准镜片中央的区域。

（4）稍用力，吸住镜片后将其移至黑眼珠旁的区域，然后吸出眼表。

41. 使用吸棒摘除硬性隐形眼镜需要注意哪些事项？

（1）在使用吸棒摘除硬性隐形眼镜之前，要确定镜片位于角膜上。

（2）不可垂直在角膜上直拉镜片。

（3）如果在摘除镜片的过程中，发现镜片太紧不易取出，可以先滴入几滴润滑液（润眼液），几分钟后再使用吸棒吸出镜片。

42. 什么情况下硬性隐形眼镜在眼内会发生移位？

（1）镜片过松，戴后异物感明显。

（2）初戴者由于紧张或暂未适应，泪水较多。

（3）用力揉眼或眼内有异物等。

43. 硬性隐形眼镜移位后应该怎样处理？

（1）确定镜片没有掉落至眼外。

（2）照镜子以确定镜片移位后的位置。

（3）在眼内滴入 1～2 滴舒润液（润眼液），眨眼数次。

（4）注视与镜片所在位置的相反方向，将食指放在眼睑上。

（5）在眼睑边缘施加压力，固定住镜片。

（6）向镜片所在方向转动眼球。

（7）用力眨眼瞬目 2～3 次可望复位。

（8）若按照上述方法尝试多次仍不能复位，则建议将镜片摘除后重新戴。

44. 硬性隐形眼镜在戴得过程中还有哪些注意事项？

（1）戴镜时手指尽量拉大眼睑，保证睑裂足够大，戴得过程避免触及睫毛。

（2）注意分清左右眼镜片，不要弄混，导致镜片与眼球匹配不当，影响戴后视力。

（3）镜片若不慎掉落地上，使用湿的手指轻沾镜片将其拿起。注意：不可按住镜片拖动，也不可用手指将镜片捏住拿起。

（4）在戴得过程中，如果出现镜片下有异物的情况，使用舒润液（润滑液）滴眼，眨眼后尝试将异物冲出。若仍觉不适，则将镜片从眼内取出，清洁冲洗后再戴。

45. 隐形眼镜应如何进行日常护理?

（1）清洁。将镜片凹面朝上置于中指和食指指尖，滴 2 ～ 3 滴多功能护理液或清洁液，用拇指指腹轻柔地顺时针揉搓镜片，注意不让指甲碰触镜片，防止将镜片损坏。

（2）冲洗。使用多功能护理液冲洗干净镜片。

（3）消毒。镜片在使用一段时间后会产生沉淀，主要是蛋白、脂质等，需要使用专门的消毒液对镜片进行消毒。步骤如下：将冲洗好的镜片放入专门的消毒液中浸泡至少 4 小时，取出后用多功能护理液或生理盐水等冲洗干净后方可戴。

（4）贮存。软性隐形眼镜在不戴的状态下需要使用多功能护理液进行保存，护理液每天都必须更换。硬性隐形眼镜若长期不戴，可以不需要护理液，进行干保存。

46. 隐形眼镜的镜盒应如何护理?

在日常戴隐形眼镜的过程中，镜盒受污染的可能性较高，并且容易进一步污染隐形眼镜。所以，镜盒必须每天使用热水、生理盐水或者护理液进行冲洗，并且建议每 3 个月更换一个新的镜盒。

47. 如何使用除蛋白酶或酵素清洁液护理隐形眼镜?

不同厂家的除蛋白酶的使用方法是不同的，以除蛋白酶液（A + B）为例：

（1）将多功能护理液常规清洁完毕的镜片放入除蛋白专用的护理盒中。

（2）将除蛋白酶液（A + B）混合倒入护理盒中，按说明要求的时间浸泡镜片（A + B 液一般 30 ～ 40 分钟，酵素清洁液一般 2 ～ 4 小时）。

（3）将镜片取出，用生理盐水或多功能护理液彻底冲洗镜片，并且最好用多功能护理液浸泡 4 小时以上。

48. 如何使用双氧水护理隐形眼镜?

（1）使用时将镜片放入双氧水专用护理盒的镜片卡槽内。

（2）按照护理盒上面的刻度倒入双氧水,并放入专用的中和药片。

（3）待双氧水中和反应至少 2 小时后将镜片取出来进行佩戴。

49. 使用双氧水护理隐形眼镜应该注意哪些方面的问题?

（1）双氧水护理液未经中和不得直接接触眼睛,切记不可用双氧水护理液冲洗过的镜片直接接触眼睛。

（2）双氧水中和的时间至少要超过 2 小时。

（3）每一瓶双氧水护理液的包装中均含有一个专用的铂金环中和杯,每更换一瓶护理液的同时须更换中和杯。

50. 隐形眼镜建议戴得时间是多久?

（1）软性隐形眼镜建议每天戴时间不超过 8 小时。

（2）硬性隐形眼镜初次佩戴有不适感,建议第一天佩戴 4 小时,以后每天增加戴时间,最长可以戴 12 小时,但不建议过夜佩戴。

（3）角膜塑形镜可以戴得过夜。

51. 初期戴隐形眼镜有哪些常见的不适?

（1）眨眼次数增加,佩戴 RGP、角膜塑形镜还会泪液分泌增加。

（2）有异物感,RGP、角膜塑形镜感觉较软性隐形眼镜明显。

（3）夜晚有时会出现轻微的眩光现象。

（4）眼睛有轻度发痒、充血现象。

（5）视力不稳定,泪水较多还会导致镜片偏位。

（6）如有异物进入眼球（睫毛或者灰尘等）,引起的不适感增加。

（7）软镜适应期大约 1 周以内,RGP、角膜塑形镜需要 2 ～ 3 周甚至更长时间。

52. 戴隐形眼镜以后大约多久需要复查?

（1）软性隐形眼镜一般建议每 0.5 ～ 1 年复查一次。

（2）RGP 镜,初戴 1 个月后复查,以后每隔 3 ～ 6 个月复查一次。

（3）戴镜后第 2 天复查，戴镜 1 周、1 个月各复查一次，以后每隔 3 ～ 6 个月复查一次。

53. 隐形眼镜的使用寿命有多长?

（1）软性隐形眼镜按照抛弃时间的长短分为日抛、周抛、月抛、季抛、半年抛、年抛，按照使用说明的时间，到期须及时更换。

（2）RGP 镜片的使用寿命一般是 2 ～ 3 年，到期后需要重新检查更换镜片。

（3）角膜塑形镜的使用寿命一般是 1.5 ～ 2 年，到期后需要重新检查并更换镜片。

54. 戴隐形眼镜后出现不舒服或者视力模糊，应该怎样处理?

（1）立即摘下镜片。

（2）检查镜片是否左右戴反。

（3）若是软镜出现不舒服或者视力不佳，可检查是否戴反。

（4）观察镜片的完整性，是否有破损。

（5）观察镜片表面是否有灰尘或其他异物。

（6）若检查并且清洁干净后戴仍有不适，建议马上停戴并及时就医。

55. 化妆时如何摘、戴隐形眼镜?

（1）清洁面部和双手，先戴上隐形眼镜，然后化妆。

（2）卸妆前先摘下镜片，再完成脸部卸妆，避免化妆品弄脏镜片。

56. 戴隐形眼镜能否游泳或洗澡?

游泳、洗澡或滑水等可能导致水中的化学物质进入眼睛并且污染隐形眼镜，增加眼部感染的风险，所以建议尽量摘镜后游泳、洗澡或者滑水，并且在游泳时尽量使用游泳镜，避免眼部接触到泳池里的水。

57. 戴隐形眼镜有哪些注意事项?

（1）按照说明及时更换镜片。

（2）戴隐形眼镜时，不要过度揉眼，否则可能会增加镜片对眼睛的伤害或者损坏镜片。

（3）避免使用自来水、无防腐剂的生理盐水、洗涤剂、肥皂等物品护理镜片，否则会导致眼睛发炎损伤，并且可能影响镜片的正常使用。

（4）不要加热护理液或者使用加热法消毒镜片。

（5）护理液须在有效期内使用，若在规定时间内没有用完，必须丢弃，不可重复使用。

（6）使用护理液时，防止瓶口接触手指或者镜片、护理盒，以免污染护理液。

（7）护理液在正常使用状态下出现不适，须立即停止使用。

（8）镜片如果长期不用，必须严格按照程序进行护理。软镜必须贮存在多功能护理液中，至少1周更换一次护理液。硬性隐形眼镜若长期不用，可以彻底清洁镜片后不加护理液进行干保存。

（9）若重新戴镜片，需要彻底清洁后再戴入眼。

（五）低视力助视器

1. 什么是低视力康复？

通过适配助视器和康复训练，低视力者可以提高使用残余视力的能力，称为低视力康复。低视力康复主要包括助视器的使用培训、定向行动能力培训、日常生活技能培训、工作技能培训、心理学干预。

2. 什么是低视力助视器？

世界著名低视力专家费伊（Faye）对助视器的定义为：凡是可以改善低视力患者活动能力的任何一种装置或设备，均称为助视器。它包括远用光学助视器、近用光学助视器、各种电子助视器、非视觉助视器。助视器可帮助70%以上的低视力患者改善生活质量。常见的低视力助视器如图4-1所示。

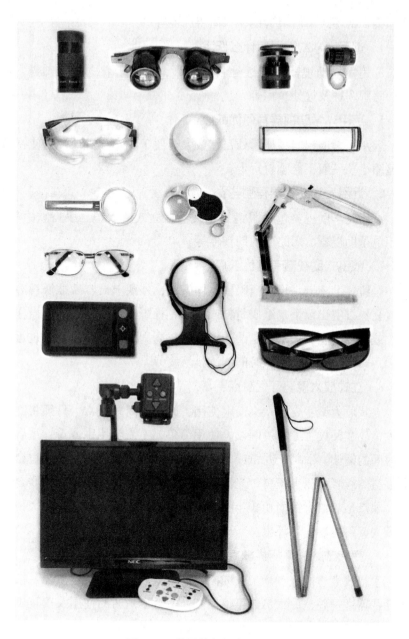

图 4 - 1 常见的低视力助视器

注：图片由吴枫拍摄。

3. 远用光学助视器有哪些?

远用光学助视器包括各种倍数的手持式单筒望远镜、夹持式单筒望远镜、指环式单筒望远镜、双筒望远镜等。

4. 远用光学助视器有什么作用?

远用光学助视器可使远处目标放大,适用于看电视、比赛、戏剧、路牌车牌及远处景物等。

5. 远用光学助视器有何优缺点?

远用光学助视器可使远处目标放大,便于观察和辨认,但使视野明显缩小,一般不能戴着行走。

6. 近用光学助视器有哪些?

近用光学助视器包括眼镜式助视器、立式放大镜、手持放大镜、近用电子助视器、闭路电视助视器等。

7. 眼镜式助视器有何优缺点?

眼镜式助视器是像普通眼镜一样佩戴,外观上最容易被低视力患者接受,可空出双手拿纸质材料或书写,视野宽,适用于手部操作需求大或手抖的患者。缺点是凸透镜度数越高,阅读距离越近,过近的阅读距离会妨碍照明,长时间阅读容易疲劳。

8. 立式放大镜有何优缺点?

立式放大镜主要放在桌面上使用,阅读距离较正常,只须将立式放大镜放在阅读物上即可阅读,使用简单,不需要用手握着,适合较长时间的阅读。适用于儿童或不能用手持放大镜的成人,特别适合一些手抖的患者。放大镜自带光源加强照明,可与标准阅读眼镜联合使用。缺点是当放大镜面积较小时,须逐行移动放大镜;有些放大镜体积较大,不方便携带外出。

9. 手持放大镜有何优缺点?

手持放大镜的优点是工作或阅读距离可以改变,且距离比一般眼镜助视器远一些;放大倍数可以改变,适合于短时间使用及阅读细小的材料;价格便宜;易于买到及使用方便;对照明要求不高。缺点是须占用一只手;视野较小,尤其在高倍放大时;若患者有手颤,则使用相对困难。

10. 闭路电视助视器(CCTV)有何优缺点?

闭路电视助视器既可用于视远,又可用于视近,放大倍率可以调整，亮度和对比度可以调整，通过改变放大率或屏幕分辨率的大小，可以调整视野范围，根据患者的需求可以选择不同颜色的背景和前景，在高放大倍率的情况下也能获得双眼视，提高患者阅读的持久性和效率。缺点是体积较大，只能在家中使用。

11. 助视器是否能提高患者的视力？

助视器只是一种工具，能够帮助患者，并没有任何治疗作用，也不会使视力本身得到改善。助视器改善的是低视力患者的活动能力，即使它与视力无关，如导盲犬、盲杖等也属于助视器。

12. 配了助视器就能达到低视力的康复吗？

在低视力的保健及其康复中，助视器只是其中一部分而不是全部。佩戴助视器并不能达到完全康复的目的，只有配用助视器与相应的训练相结合，才能达到较好的康复效果。而且低视力患者因工作、生活及学习有各种不同的需求，常常需要一种以上的助视器。

13. 家长带低视力孩子外出时须注意哪些问题？

陪低视力孩子逛街时，应牵着孩子的手，并且向孩子解释周围正在发生的事情。当有惊吓性的声音发出时，应及时告诉孩子并紧握着孩子的手，这样会让他们有安全感。多带孩子外出游玩，但不要用衣物遮盖孩子的耳朵，因为他们需要靠耳朵去辨别声音来源和方向。孩子和小朋友玩耍，若不小心跌倒或撞伤，请不必太过忧虑。

14. 家长应如何关心低视力孩子的生活？

应注意五个方面的事项。

（1）给孩子买不同种类的玩具，如积木、塑料玩具、金属玩具。要教育他们学会触摸，让他们体会到不同材料的不同手感，培养他们的触觉敏感性。帮助他们去感受干与湿、软与硬、平滑与粗糙的区别，认识声音的来源，这可加强他们的触觉和听觉的敏感性。

（2）让孩子有机会参与厨房工作，让他们通过运用手指和鼻子去学习更多的常识。在参与厨房工作时，谨记必须放置好刀具，因为低视力孩子行动时很容易碰撞到而发生意外。

（3）孩子逐渐成长时，需要认识现实世界的各种事物，可让他们触摸更多生活上的物件。让孩子学习穿脱衣服、鞋袜，教会孩子自己洗澡和抹干身体。让孩子熟悉家中环境，如墙壁、地板、门、窗和家柜。家具变换位置时，应先让孩子知道。

（4）指导孩子看书时，要选择一些较大、真实且清楚的图画，并指着书本中的图画，以免孩子看错位置。

（5）如果需要戴眼镜，应鼓励孩子经常戴。如果家庭中超过一个成员需要戴眼镜，要教会孩子如何分辨自己的眼镜。定期带孩子去医院检查眼睛和验光，确保眼镜的度数经常保持准确，使他们看得清楚、舒服。

15. 低视力患者的家居摆设应注意哪些?

为了使低视力患者在生活中减少障碍，其家庭应注意做到四点。

（1）把门框、窗框及楼梯漆上鲜亮的颜色，使低视力者容易察觉。

（2）家具固定并靠墙放置，茶几和桌子应铺上颜色鲜明的桌布，但应避免用杂色，使低视力患者容易找到它们的位置。

（3）用完物品放回原处，以方便低视患力者拿取。

（4）家庭用的器皿应注意其颜色与食物是形成鲜明对比。如深色杯子盛牛奶、浅色碟子盛牛肉等。

16. 低视力患者阅读时应注意哪些?

（1）应选用字号较大的阅读材料。

（2）阅读时，应在书桌右上方放置照明光源，患者尽量靠窗坐，利用自然光线协助阅读。

（3）使用粗线笔，利用写字卡进行书写，以便提示书写位置。

17. 提高低视力康复成功率需要哪些条件?

（1）从事低视力康复的医生有相应的知识和技能。

（2）有适用于患者的、可用的低视力助视器。

（3）患者要调整好心态，管理自身期望值，明白低视力不可治愈，进而配合医生开展康复工作。

二、物理治疗

（一）弱视治疗

1. 哪些因素会影响弱视治疗预后？

弱视发生年龄、治疗开始时间、单眼注视性质（中心注视或旁中心注视）、弱视种类，以及患者配合程度。

2. 为何患者遮盖配合度对弱视治疗非常重要？

单眼弱视的治疗需要遮盖非弱视眼，用弱视眼视物，但由于弱视眼视力低，患儿会不自觉地偷偷使用本应被遮盖的非弱视眼来视物。此外，遮盖常常给儿童带来心理上的压力，比如怕被别人嘲笑。基于这些原因，患儿常常达不到医生所要求的遮盖时间，这样会使遮盖治疗的预后大打折扣。

3. 什么是后像疗法？

后像治疗是治疗弱视的一种方法，治疗时需要用后像镜。后像镜光路上有一转盘，盘上设有不同大小的黑色圆点，此黑点的视网膜影像大小不同，可通过拨动转盘来更换不同的黑点。治疗时，把黑点恰好放在中心凹处，用途是保护中心凹，使之不被照射，但要避免把旁中心注视点也遮盖起来。位置定好后，加大亮度，使用强光照射包括旁中心注视点在内的视网膜带，以此暂时抑制旁中心注视点视力来训练患儿使用中心注视。

4. 什么是光栅刺激疗法？

光栅刺激疗法是应用不同空间频率的黑白条纹组成慢旋转刺激治疗机，旋转的光栅上方放置一块透明图案板，让患儿描图案，也可以通过观看黑白条纹的光栅达到训练目的。

5. 什么是海丁格刷训练？

正常眼通过旋转的偏光镜片观看时，在蓝光的背景上可看到两个三角形尖端相对的毛刷样影像，并围绕着中心注视点转动，很像飞机的螺旋桨。其原理是偏振光的方向作用于黄斑部放射状纤维，因此，螺旋桨的中心点即与黄斑中心凹相对。由于弱视患者在黄斑区有抑制暗点，因此刚开始治疗时可能较难看到此现象。这个训练可以使患者有意识地使用中心凹视物，来达到训练患者使用中心注视的目的。

6. 单眼弱视为何需要遮盖治疗？

遮盖非弱视眼（或正常眼）是为了更好地锻炼弱视眼，让患者有意识地用弱视去视物，促进其功能恢复。

7. 如何处理屈光参差性弱视？

首先通过框架眼镜或隐形眼镜进行屈光矫正，如果不能一次给予足矫（足矫可能导致头晕等不适），可先部分矫正，1～2个月后复诊，根据适应情况再考虑是否足矫。屈光参差导致的单眼弱视常需要同时进行遮盖治疗，每2～3个月复查一次，记录弱视眼视力情况。

（二）视觉训练

1. 什么是视觉训练？

视觉训练是指利用光学或心理物理学等方法，使眼睛视觉系统（包括调节、辐辏、眼球运动以及他们之间的关联运动）产生一定的认知负荷（通常这一负荷高于日常需求），从而提高视觉系统的视觉功能、视觉舒适度，达到改善及修复双眼视异常的目的。

2. 视觉训练可应用于哪些方面？

（1）功能性视力下降。

（2）假性近视及小度数近视。

（3）视疲劳。

（4）弱视。

（5）阅读障碍。

（6）外斜视术后双眼视康复。

（7）准分子术后功能康复。

3. 视觉训练主要包括哪些类型？

视觉训练主要包括自主集合训练、聚散训练、调节训练以及抗抑制训练。

4. 自主集合训练包括哪些方法?

自主集合训练包括聚散球训练、集合卡训练、鱼骨卡训练、救生圈卡训练等。

5. 聚散训练包括哪些方法?

聚散训练包括偏振矢量图训练、红绿矢量图训练、裂隙尺训练、偏心圆卡训练等。

6. 调节训练包括哪些方法?

调节训练包括推近训练、反转拍训练、镜片排序阅读训练、Hart chart 训练等。

7. 抗抑制训练包括哪些方法?

抗抑制训练包括红绿阅读单位训练、偏振阅读单位训练、实体镜训练、脱抑制卡训练等。

8. 视觉训练有哪些方式?

根据训练方法和所涉及的训练工具,可以将训练分为家庭训练方式和训练室训练方式。家庭训练方式是居家自主训练,训练产品操作简单,效果明显。训练室训练方式是指在专业训练师的指导下,针对不同的症状及异常功能,进行个性化的训练。两种训练方式相互依从,相互配合,才能得到最佳的训练效果。要随时关注症状的改善情况,及时调整训练方案。

9. 视觉训练的训练周期有多长?

视觉训练以 9 ～ 10 周为一个训练周期,依据训练效果逐渐增加训练难度。家庭训练每天 10 ～ 15 分钟,2 ～ 3 项训练交替进行。训练室训练每周 1 ～ 2 次,每次 40 ～ 60 分钟,每次 3 ～ 4 项训练。建议训练 1 个月后复查,评估训练效果。

(三) 湿房镜

1. 什么是湿房镜?

湿房镜是一种功能性眼镜,主要由镜腿、防雾镜片、起封闭作用的内框、储水盒组成,主要功能是为眼睛保湿。通过形成一个既通风又有湿润度的空间,保持眼周湿润度,起到缓解干眼症状的作用。

2. 湿房镜的原理是什么?

人眼睁开时,泪液中的水分会不断向空气中蒸发,如果泪腺、睑板腺或其他眼睛功能都正常,泪液中分泌的泪液和蒸发的水分量就是平衡的;但如果用眼不当或做过眼部手术,导致泪腺分泌泪液减少或蒸发水分过多,就会出现干眼症状。湿房镜的设计可以长时间保留眼睛周围蒸发的水分,增加眼周湿度,眼镜自身还带有储水盒,通过水的蒸发,可以进一步提高眼周的湿度,进而缓解干眼症状。

(四)眼部按摩仪

眼部按摩仪有什么功能?

(1)恒温热敷功能:加快眼部循环,缓解眼部酸痛、干涩,促进眼部微血管循环,放松眼睛。

(2)气压按压功能:按摩功能,放松眼部周围肌肉和神经,进一步缓解疲劳。

(3)环绕音乐功能:静心宁神,消除烦躁和压力。

(五)蒸汽眼罩

什么是蒸汽眼罩?

蒸汽眼罩一般采用的是自发热控温技术,让空气中的水分和高纯度铁粉在眼罩内部进行反应。由于眼罩面材料使用精细的透气膜,因此可以将眼罩释放热量的时间和温度控制在适当的程度。透过高级医用无纺布均匀释放出细微温润的蒸汽温热来促进眼部血液循环,放松眼部肌肉,消除眼部疲劳和不适。

(六)睑板腺按摩

1. 哪些人群需要进行睑板腺按摩?

熬夜、长时间使用电子产品、过多摄入油炸食品、有不良用眼卫生习惯者,易造成睑板腺口阻塞,常表现为眼干涩、疲劳、流泪等,需要进行睑板腺按摩。

2. 睑板腺按摩有什么作用?

睑板腺按摩能有效排出睑板腺内的类脂质,改善干眼症状。

3. 医院如何进行睑板腺按摩?

清洁眼部后,嘱咐患者眼睛向下看,操作者用左手拇指和食指捏起上睑轻度外翻,暴露上睑缘,右手持无菌玻璃棒按摩睑缘处睑结膜面;然后按摩下眼睑,嘱咐患者眼睛向上看,用无菌玻璃棒按压睑缘,排除睑板腺内的类脂质,使睑板腺开口通畅。按压后,用无菌生理盐水棉签拭去分泌物。

4. 患者在家中如何进行睑板腺按摩?

先用热毛巾敷上下眼睑,每 2 分钟更换一次毛巾,以保证毛巾温度维持在 40～45 ℃,热敷 10 分钟。轻闭双眼,用手指向外牵拉外侧眼角,使上眼皮绷紧,用另一只手的食指沿睑板腺走行方向,由上向下,自内眦到外眦角,轻柔地按压上眼睑。注意不要压迫眼球。以同样的方法,拉伸外眼角,使下眼皮绷紧,用食指沿睑板腺走行方向,由下向上,自内眦到外眦角,轻柔地按压下眼睑。

5. 睑板腺按摩须多久进行一次?

医院睑板腺按摩可 1～2 个月一次,家庭睑板腺按摩每日睡前做一次,须长期坚持方可达到良好的治疗效果。

(七) 激光治疗

1. 激光治疗主要有哪些?

(1) 光热效应激光。激光能量使局部组织升温后,使组织蛋白变性凝固,主要用于眼底疾病的治疗,如糖尿病性视网膜病变、视网膜裂孔等。

(2) 光电离效应激光。高能巨脉冲激光瞬间照射组织后,通过电离效应达到切割的目的,主要用于治疗眼前段疾病,如后发性白内障、膜性白内障切除、晶状体乳化。

(3) 光化学效应激光。包括四种类型:光致分解、光致氧化、光致聚合、光致敏化。用于眼科的光化学效应主要为光致分解和光致敏化。前者主要用于角膜病、屈光不正的治疗,后者主要用于光动力学疗法。

2. 激光治疗的目的是什么?

（1）巩固视力。糖尿病性视网膜病变的全视网膜光凝、视网膜裂孔的激光拦截术等均是通过激光治疗，巩固目前视力。

（2）改善视力。屈光不正的飞秒激光手术是通过激光对角膜的切削达到矫正屈光不正、摘镜效果。

（3）降低高眼压，预防失明。青光眼的激光虹膜周边切除术是通过激光切穿一个小孔，使后房水直接经此通道进入前房，恢复房水循环。

3. 激光治疗存在的可能并发症是什么?

（1）角膜病变。角膜是透明的无血管组织，一般情况下不会吸收激光，但是当角膜本身不清亮的时候，可因吸收光能造成角膜不同程度的损伤，但是这种损伤一般都是暂时的。

（2）瞳孔改变。包括瞳孔的散大或者缩小，通常散大较为常见，可能与激光损伤睫状神经或者鼻睫神经分支有关，缩小较为少见。还有一种是瞳孔缘点状后粘连，可能与瞳孔散大不佳，激光束击射瞳孔缘相关。

（3）前房炎症。常见并发症，术后常规使用消炎药及激素制剂点眼，必要时散瞳即可治疗。

（4）晶状体混浊。晶状体本身存在混浊，激光治疗过程中可能吸收激光能量，促进晶状体混浊。此外，激光虹膜切除术可能直接击伤晶状体。

（5）眼压升高。激光治疗前节病或者视网膜疾病时，可伴有一过性眼压升高，一般只要治疗得当，不影响预后。

（6）玻璃体改变。当玻璃体存在混浊、出血或者大量蛋白质渗出时，激光可引起玻璃体变性、收缩和机化。选择合适的激光可避免这种并发症。

4. 激光对全身与正常组织有无伤害?

激光对被射击的地方才起作用。激光不是放射线，对全身他处无明显影响。激光治疗眼部疾病时，穿过透明屈光介质到达治疗部位，对其他非治疗部位眼部组织，一般不会造成伤害。

5. 什么是后发性白内障?

白内障摘除术后或者眼外伤后，残留的晶状体皮质在瞳孔区形成致密的不透明膜，其厚度不一，晶状体后囊混浊常与残留的皮质的量有关，称为后发性白内障。无论通过何种手术方式摘除白内障，后发性白内障的发生率可高达 30% ～ 50%。

6. 什么是后发性白内障激光治疗?

一般情况下，后发性白内障可以通过 Nd：YAG 激光治疗。Nd：YAG 激光属于不可见光，系红外线光，可在短时间内产生较大功率的辐射度，从而击穿靶组织，起到切割或破碎组织的目的。其主要针对后房型人工晶体植入术后后囊混浊、各种继发性白内障，以及白内障术前术后前囊膜切开等。

7. Nd：YAG 激光治疗后发性白内障的目的是什么? 时机是什么?

Nd：YAG 激光治疗后发性白内障的主要目的是切开混浊后囊膜，解除混浊后囊膜对屈光通路的干扰，以达到视力恢复或者对眼内进一步检查的目的。后发性白内障引起视力下降，首先要有患者的主诉，然后检查裸眼视力和矫正视力，明确后发性白内障是否影响到患者的工作和生活。若矫正视力好，患者仍然觉得不舒适，可进行对比敏感度和眩光实验检查；若视力好，但是这两项检查降低，也可进行激光治疗。此外，术前须检查眼底，若增殖膜太厚，无法窥见眼底，应该进行激光视力检查、B 超检查，以排除眼底病变引起的视力下降。

8. Nd：YAG 激光治疗后发性白内障的禁忌证是什么?

绝对禁忌证：角膜瘢痕、表面不规则及角膜水肿妨碍观察，使激光能量不能完全进入眼内，或者不能可靠判定激光破坏位置和程度。此外，患者若不能很好地配合，容易误伤人工晶体，也属禁忌。相对禁忌证：玻璃材料人工晶体、黄斑水肿。

9. Nd：YAG 激光治疗后发性白内障的风险有哪些?

（1）术后一过性眼压升高：最为常见，一般 1 周后可恢复。

（2）损伤人工晶体：与患者配合程度及操作者熟练程度相关。

（3）眼底改变：在使用高能量或者距离手术时间较短时容易出现。因此提倡使用合适的能量，手术后 1 个月再进行激光治疗。

（4）出血：当机化膜上存在新生血管时可出现，若影响治疗，可以停止，待出血吸收后再进行激光治疗。

（5）角膜水肿，较为少见。

10. 后发性白内障激光治疗可能需要多少治疗时间、治疗次数及间隔？

一般情况下，单次操作即可解决。若后发性白内障过于致密而厚，为避免过多激光射击引起组织碎屑的大量释放，需要多次激光切除，间隔时间一般为 1 周。

11. 激光治疗中及治疗后眼睛会觉得疼痛不适吗？

激光治疗后发性白内障术中一般无明显疼痛，但是可能听到"噼啪"的爆破声及闪光，需要患者保持镇静并配合，避免误伤人工晶体。

12. 激光治疗术后还要做什么样的治疗？

术后仍需要使用类固醇激素、抗生素及降眼压药物。激光手术过程中，击碎的后囊膜及晶状体皮质可能引起眼内炎症反应。激光数小时后，患者可出现眼压升高情况。如无明显禁忌证，滴用 0.5% 噻吗心安滴眼液和 1% 地塞米松滴眼液即可。降眼压也可选用碳酸酐酶抑制剂。对已接受药物治疗的青光眼患者，激光治疗后可将其药物使用量加大或者改用作用更强的药物。若眼压升高难以控制，可以使用甘露醇静脉点滴或者前房穿刺。

13. 激光治疗术后视力多久可以恢复呢？

最终视力的好坏，取决于眼底的功能。单纯的后发性白内障的患者，可在散瞳剂药效过去后即可获得较好的视力。若视力无明显好转，需在医生的指导下进一步检查。

14. 激光治疗术后需要注意什么事项吗？

1 周后复诊，注意观察患者炎症情况、眼压、晶状体囊膜吸收情况和视力等。

15. 眼底激光治疗的主要方法有什么？

（1）全视网膜光凝术（PRP）。主要用于治疗血管阻塞型、缺血型或增殖型视网膜病变，如缺血型中央静脉阻塞、糖尿病视网膜病变等。

（2）部分视网膜光凝术。主要用于封闭视网膜裂孔，拦截视网膜脱离，也可用于分支静脉阻塞缺血区域的光凝。

（3）黄斑格栅光凝术。主要用于治疗弥漫性黄斑水肿、黄斑软性玻璃膜疣、中心性浆液性视网膜病变等。

（4）微脉冲激光光凝术。治疗适应证基本同黄斑格栅光凝术。

（5）经瞳孔温热疗法（TTT）。主要用于眼后极部肿物、黄斑部脉络膜新生血管等。

（6）光动力疗法（PDT）。主要用于眼内恶性肿瘤、新生血管形成、中心性浆液性视网膜病变等。

16. 什么是全视网膜光凝？

全视网膜光凝，是按照一定的光凝范围、光斑密度和光斑数量对黄斑区以外的视网膜进行的一定规格的激光光凝固术。它可以破坏视网膜的缺血缺氧区，对视网膜色素上皮和视网膜视锥视杆细胞进行治疗。大致可以分为三类。

（1）标准全视网膜光凝术（S-PRP）。视网膜光凝范围大致是往后距离视盘 1.5～2 PD，颞侧距黄斑 2 PD，上下以血管弓为界，向前至赤道部，光斑间距 0.5～2 个光斑直径，光斑总数为 800～1600个。适用于不伴有新生血管性青光眼或虹膜红变的糖尿病视网膜病变增殖期和增殖期前期、缺血型中央静脉阻塞等。

（2）超全视网膜光凝（E-PRP）。光凝范围较 S-PRP 更大，光斑更密，光斑数目可达 1600～2400 个，适用于新生血管性青光眼、虹膜红变、视盘新生血管、广泛视网膜新生血管或玻璃体出血或广泛周边部视网膜新生血管等。

（3）次全视网膜光凝（Sub-PRP）。周边部或赤道部范围内的视网膜环形光凝，适用于极少数糖尿病视网膜病变病例、镰刀细胞贫血、家族性渗出性玻璃体视网膜病变等。

17. 眼底激光治疗可能需要多少治疗时间、治疗次数及间隔？

分次完成的目的主要是减少光凝副作用，如疼痛、脉络膜脱离、房角关闭、一次性或持久性视力下降等。全视网膜光凝一般局部麻醉下分 3 ～ 4 次完成，间隔时间一般不短于 4 ～ 5 天，一般为 1 ～ 2 周。如果有条件进行球后麻醉，可分为 2 次完成。

18. 眼底激光治疗可能的并发症有哪些？可如何避免？

（1）玻璃体出血。避免过度光凝，光凝落点避开视网膜血管。

（2）黄斑损伤。术前准备充分，让患者充分配合，避免术中患者意外转动眼球引起的黄斑误伤。

（3）视网膜脱离及脉络膜脱离。分次进行全视网膜光凝并注意能量适度，可避免此并发症。

（4）视力下降。黄斑水肿、新生血管出血均可引起视力下降。

（5）诱发脉络膜新生血管。使用大光斑、低功率激光可减少发生。

（6）角膜上皮糜烂，晶状体混浊，眼压升高，屈光异常。

19. 眼底激光治疗前须做哪些准备？

（1）知情同意书的签署。明确激光治疗的目的在于巩固视力，改善视力，或者封闭无灌注区预防新生血管，或者治疗新生血管，需要取得患者的理解和合作，反复强调，在操作过程中，患者切忌突然转动眼球，以免误伤非治疗区，特别是黄斑中心凹及视乳头。

（2）全面的眼部检查，包括视力、眼压、眼前节。有青光眼的患者须查前房角，白内障患者须记录晶状体混浊部位和致密情况；直接、间接眼底镜下眼底检查，描述眼底镜下玻璃体、视乳头、视网膜血管、黄斑及整个视网膜包括周边的情况。

（3）眼底照相及荧光血管造影。

（4）散瞳。充分散瞳，尤其是做全视网膜光凝的患者。

（5）角膜表面麻醉，以便安装角膜接触镜。一般不需要进行球后麻醉，在极少数情况下，患者极不合作或者痛觉敏感时可选择麻醉。

（6）根据患者的屈光介质和病情，选择合适的激光波长、功率和时间。

20. 治疗中及治疗后为什么会眼睛痛？

全视网膜光凝时间过长有可能引起眼痛，尤其是涉及睫状神经的部位。不是每个患者均能感觉，治疗完毕后一般能消退。如术后仍觉疼痛，可给予镇静药物，如止痛片治疗。角膜或眼压所致眼痛或头痛，用药后可以缓解。

21. 激光治疗术后视力会有什么样的改变？

激光治疗的目的在于巩固或者改善现在视力，降低恶化的风险，但是糖尿病视网膜病变的发展过程中，视力将日益恶化，甚至激光治疗后，视力还会下降一些。一般情况下，术后 1 周对比敏感度降低，术后 3 个月可恢复到术前的 95%。视野会在术后 2 周缩小，以后 4 个月均稳定。主观感觉上一般不影响日常生活。

22. 激光治疗术后有哪些注意事项？

（1）术后勿提重物，注意休息。有玻璃体出血者，需要高枕卧位休息。

（2）注意眼压、前房炎症。

（3）术后患者自觉飞蚊增多，明显闪光感、固定黑影，须及时就诊。

23. 激光治疗后多久需要复查？

激光治疗后，一般 1 个月后复查随访，观察病损情况。全视网膜光凝术后，微血管瘤可在 2 周内萎缩，3～6 周内新生血管可逐渐消退，在此过程中须密切随访，包括荧光造影、视野等。若新生血管仍不退化或者仍有新生血管长出，则需要进一步补充光凝。即使病情稳定，也要在 3～6 个月内复查一次。

24. 为什么糖尿病性视网膜病变需要激光治疗？

初期糖尿病性视网膜病变的治疗目的主要是预防和治疗黄斑水肿及硬性渗出。增殖期糖尿病性视网膜病变的主要治疗目的是使视网膜轻度萎缩，降低耗氧及无氧代谢，以减少无灌注区内新生血管刺激因子的产生，稳定视网膜。

25. 糖尿病性视网膜病变发展到什么程度需要激光治疗?

非增殖期糖尿病性视网膜病变的光凝指征是：黄斑区附近血管扩张、微动脉瘤形成和视网膜水肿。

增殖期糖尿病性视网膜病变一般伴随着新生血管的生成，条件允许的情况下应尽快进行激光治疗。

26. 为什么需要封闭视网膜裂孔及视网膜变性?

视网膜裂孔是神经上皮层的全层裂开或缺损，是导致视网膜脱离的主要原因。一些周边部视网膜变性不仅使视网膜本身萎缩变薄形成裂孔，而且与玻璃体发生粘连，易形成裂孔。激光治疗主要通过视网膜色素上皮和脉络膜组织对激光能量的吸收产生热效应，造成视网膜组织瘢痕形成，视网膜神经上皮层与色素上皮脉络膜组织发生粘连，阻止玻璃体液体经视网膜裂孔进入视网膜下。

27. 什么样的视网膜裂孔及视网膜变性需要激光治疗?

（1）另一眼伴有视网膜脱离病史。

（2）没有玻璃体后脱离的无晶状体眼。

（3）高度近视，且格子样变性区的范围比较大。

（4）有视网膜脱离的家族史。

（5）格子样变性有明显的玻璃体粘连（患者觉得眼前黑影飘动或有闪光感）。

（6）合并有玻璃体视网膜病变，如家族性渗出性玻璃体视网膜病变。

28. 如果已经出现视网膜脱离，还能激光治疗吗?

如果视网膜脱离为局限或者浅脱离，可根据视网膜裂孔和脱离的位置给予激光治疗，封闭裂孔或者限制视网膜脱离的发展。但是若视网膜脱离广泛，液体大量积存在视网膜下，如果不采取手术排出视网膜下的液体，视网膜很难复位，此时并不适合激光治疗。

29. 视网膜静脉阻塞激光治疗的指征是什么?

早期，视网膜静脉阻塞合并视网膜水肿和/或出血时，激光治疗可以减轻水肿，促进出血吸收。尤其是合并黄斑水肿时，应尽早进行激光治疗，避免视力下降。

晚期，当荧光造影合并视网膜无灌注区超过 5PD 以上时，须进行激光治疗预防新生血管生成。已生成视网膜新生血管时，应立即进行激光治疗以防止玻璃体出血。

30. 老年黄斑变性可以激光治疗吗?

老年黄斑变性可以分为干性老年黄斑变性和湿性老年黄斑变性。干性老年黄斑变性病程进展十分缓慢，目前以药物治疗及临床随访为主。湿性老年黄斑变性几乎绝大部分病例存在急性视力下降史，荧光造影可见视网膜新生血管形成。当湿性黄斑变性造影可见中心凹外的新生血管时，可以选择抗血管内皮生长因子（Anti-VEGF）药物，也可选择普通激光光凝治疗。中心凹下的新生血管可以选择抗 VEGF 药物，也可以选择 PDT、TTT 激光治疗。

三、眼部常用药物

（一）抗菌药

抗菌药是对细菌有抑制和杀灭作用的药物，主要通过干扰细菌的生化代谢过程影响其结构和功能，使细菌失去正常生长繁殖的能力，从而起到抗感染的作用。抗菌药的使用要有明确感染的指征，不同细菌的感染选择不同类别的抗菌药，最好在使用前做病原学的培养，以获得更好的针对治疗。初始用药时可选择广谱的抗菌药，并根据病原学培养结果调整用药。白天使用滴眼液，睡前使用眼膏，这种序贯的治疗可以维持良好的眼部抗菌药浓度，达到持续抗菌的作用。眼部常用的抗菌药如表 4-1 所示。

表 4-1　眼部常用的抗菌药

药物名称	常用规格
硫酸新霉素滴眼液	10 mL：50 mg/支

续表 4 - 1

药物名称	常用规格
妥布霉素滴眼液	5 mL : 25 mg/支
妥布霉素眼膏	2.5 g : 12.5 mg/支
庆大霉素双氯芬酸钠滴眼液	5 mL/支
氯霉素滴眼液	8 mL : 20 mg/支
氧氟沙星滴眼液	5 mL : 15 mg/支
氧氟沙星眼膏	3.5 g : 10.5 mg/支
左氧氟沙星滴眼液	5 mL : 15 mg/支
左氧氟沙星凝胶	5 g : 15 mg/支
加替沙星滴眼液	5 mL : 15 mg/支
加替沙星眼用凝胶	5 g : 15 mg/支
洛美沙星滴眼液	5 mL : 15 mg×2 支/盒
洛美沙星眼用凝胶	5 g : 15 mg/支
环丙沙星滴眼液	8 mL : 24 mg/支
盐酸环丙沙星眼膏	2.5 g : 7.5 mg/支
甲磺酸帕珠沙星滴眼液	5 mL : 15 mg/支
金霉素眼膏	2.5 g : 12.5 mg/支
红霉素眼膏	2.5 g : 12.5 mg/支
四环素眼膏	2.5 g : 12.5 mg/支
利福平滴眼液	10 mL : 10 mg/支
夫西地酸滴眼液	5 g : 50 mg/支
磺胺嘧啶钠滴眼液	10 mL : 0.5 g/支
万古霉素滴眼液	10 mL : 0.5 g/支
头孢他啶滴眼液	10 mL : 1 g/支

资料来源：唐仕波、唐细兰编著《眼科药物治疗学》，人民卫生出版社 2010 年版。

（二）抗真菌药

抗真菌药是指特异性抑制真菌生长、繁殖或杀灭真菌的药物。注意事项：抗真菌类的眼用制剂主要用于眼表真菌感染的治疗，因其眼内渗透性较差，治疗前数天可加多频次给药，并根据病情减少频次，必要时可联合全身给药。眼部常用的抗真菌药如表4-2所示。

表4-2　眼部常用的抗真菌药

药物名称	药物规格
氟康唑滴眼液	8 mL：40 mg/支
氟康唑眼膏	2.5 g：12.5 mg/支
克霉唑滴眼液	10 mL：0.1 g/支
克霉唑眼膏	2.5 g：25 mg/支
复方两性霉素B滴眼液	10 mL/支
那他霉素滴眼液	15 mL：0.75 g/支
那他霉素滴眼液	5 mL：250 mg/支

资料来源：同上。

（三）抗病毒药

病毒感染全程可分为：吸附、侵入易感细胞；脱壳；合成核酸多聚酶；合成核酸和蛋白质及翻译后修饰；各部分装配成病毒颗粒；从宿主细胞释放出病毒。抗病毒药是通过干扰上述步骤发挥作用的。注意事项：从眼部刺激感来看，更昔洛韦的刺激性相对较大；干扰素有非特异性的广谱抗病毒活性，联合应用其他抗病毒药可显著缩短疗程。眼部常用的抗病毒药如表4-3所示。

表4-3　眼部常用的抗病毒药

药物名称	药物规格
碘苷滴眼液	8 mL：8 mg/支
复方吗啉胍滴眼液	10 mL：0.4 g/支

续表 4 - 3

药物名称	药物规格
利巴韦林滴眼液	8 mL：8 mg/支
复方盐酸羟苄唑滴眼液	10 mL：10 mg/支
酞丁安滴眼液	8 mL：8 mg/支
膦甲酸钠滴眼液	5 mL：0.15 g/支
干扰素 α1b 滴眼液	2 mL：20 万 IU/支
干扰素 α2b 滴眼液	5mL：100 万 IU/支
阿昔洛韦滴眼液	8 mL：8 mg/支
阿昔洛韦眼膏	2 g：60 mg/支
更昔洛韦滴眼液	8 mL：8 mg×2 支/盒
更昔洛韦眼用凝胶	5 g：7.5 mg/支

资料来源：同上。

（四）含糖皮质激素类抗炎药

糖皮质激素类抗炎药为甾体抗炎药与非甾体抗炎药，都是用于治疗组织损伤后炎症反应的药物，此类药物主要通过作用于炎症因子产生通路上的酶直接或间接抑制炎症因子的产生而起作用。注意事项：糖皮质激素类滴眼液可能会引起眼压升高、晶体后囊下浑浊、角膜伤口愈合迟缓、激素性青光眼等不良反应；非甾体抗炎类滴眼液眼局部刺激性较强，滴眼后有轻微的烧灼感或刺痛感。这两者都是抑制眼部炎症的滴眼液，一般不需要联合使用。常用的含糖皮质激素类抗炎药如表 4 - 4 所示。

表 4 - 4　常用的糖皮质激素类抗炎药

药物名称	药物规格
泼尼松龙滴眼液	5 mL：50 mg/支
氟米龙滴眼液	5 mL：5 mg/支
氟米龙滴眼液	5 mL：1 mg/支

续表 4-4

药物名称	药物规格
氯替泼诺混悬滴眼液	5 mL：25 mg/支
四环素可的松眼膏	2.5 g/支
新霉素地塞米松磷酸钠滴眼液	10 mL/支
妥布霉素地塞米松滴眼液	5 mL/支
妥布霉素地塞米松眼膏	2.5 g/支
氯替泼诺妥布霉素滴眼液	5 mL/支
双氯芬酸钠滴眼液	0.4 mL：0.4 mg×10 支/盒
普拉洛芬滴眼液	5 mL：5 mg/支
溴芬酸钠滴眼液	5 mL：5 mg/支

资料来源：同上。

（五）抗变态反应药（抗过敏药）

变态反应也称过敏反应，是指被抗原性物质（如细菌、病毒、寄生虫、花粉等）致敏的机体再次接触这些物质时所发生的以生理功能紊乱或组织损伤为特征的病理性免疫应答。抗变态反应药是防治机体这种免疫应答的药物。注意事项：抗过敏药也可能引起过敏反应，这类药只能抑制眼部过敏症状，对于眼部炎症、感染等原因，还须联合其他药物治疗。常用的眼部抗变态反应药如表 4-5 所示。

表 4-5　眼部常用的抗变态反应药

药物名称	药物规格
吡嘧司特钾滴眼液	5 mL：5 mg/支
洛度沙胺滴眼液	5 mL：5 mg/支
富马酸酮替芬滴眼液	5 mL：2.5 mg/支
奥洛他定滴眼液	5 mL：5 mg/支
色甘酸钠滴眼液	0.8 mL：16 mg×10 支/盒
依美斯汀滴眼液	5 mL：2.5 mg/支

续表 4 – 5

药物名称	药物规格
吡嘧司特钾滴眼液	10 mL：10 mg/支
盐酸氮卓斯汀滴眼液	6 mL：3 mg/瓶
曲尼司特滴眼液	5 mL：25 mg/瓶

资料来源：同上。

（六）扩瞳与睫状肌麻痹药

扩瞳与睫状肌麻痹药大部分为抗胆碱药，主要作用于胆碱受体，使得眼睫状肌松弛：扩大肌收缩，使瞳孔扩大且看近物模糊。注意事项：这类药可能会引起口干、潮热等症状，特别是儿童使用阿托品散瞳后，可能会引起低热，家长要注意观察，及时处理。散瞳后要避免接触强光。常用的眼部扩瞳与睫状肌麻痹药如表 4 – 6 所示。

表 4 – 6　常用的眼部扩瞳与睫状肌麻痹药

药物名称	药物规格
阿托品滴眼液	10 mL：0.1 g/支
阿托品眼膏	2.5 g：25 mg/支
去氧肾上腺素滴眼液	5 mL：0.25 g/瓶
复方托吡卡胺滴眼液	5 mL/支
环喷托酯滴眼液	15 mL/支

资料来源：同上。

（七）青光眼常用药

抗青光眼药是通过减少房水生成和增加房水流出使眼内压降低的一类药物，主要分为拟胆碱药、β – 受体阻滞剂、α – 受体激动剂、碳酸酐酶抑制剂、前列腺素衍生物及复方制剂。注意事项：长期滴用 β – 受体阻滞剂可能会引起心率减缓，如有发现，应及时换药；此类药有"长期漂移"现象，即长期使用后，降眼压作用会减弱或消失，用药期间应注意眼压的变化。前列腺素类衍生物较易引起结膜充血症状，部分人群给予人工泪液后可逐渐耐受，如不可耐受，建议咨询医生。这类药长期使用后，还可能会出现虹膜色素沉着、睫毛增多变长的情况。α-受体激动剂（如溴莫尼定）使用后有可能会出现乏力嗜睡的反应，对于学龄儿童，建议选择其他类降眼压药，以免影响学业。碳酸酐酶抑制剂因其具有磺胺结构，有磺胺药物过敏者禁用。青光眼常用药物如表4-7所示。

表4-7　青光眼常用药

药物名称	药物规格
毛果芸香碱滴眼液	10 mL：50 mg/支
毛果芸香碱眼膏	2.5 g：50 mg/支
马来酸噻吗洛尔滴眼液	10 mL：50 mg/支
左布诺洛尔滴眼液	5 mL：25 mg/支
盐酸倍他洛尔滴眼液	5 mL：12.5 mg/支
卡替洛尔滴眼液	5 mL：50 mg/支
溴莫尼定滴眼液	5 mL：10 mg/支
布林佐胺滴眼液	5 mL：50 mg/支
曲伏前列素滴眼液	2.5 mL：0.1 mg/支
贝美前列素滴眼液	3 mL：0.9 mg/支
他氟前列素滴眼液	2.5 mL/支
拉坦前列素滴眼液	2.5 mL：125 μg/支
拉坦噻吗滴眼液	2.5 mL/支
贝美素噻吗洛尔滴眼液	3 mL/支
曲伏噻吗滴眼液	2.5 mL/支
布林佐胺噻吗洛尔滴眼液	5 mL：50 mg：25 mg/支
溴莫尼定噻吗洛尔滴眼液	5 mL/瓶

资料来源：同上。

（八）抗白内障常用药

机体老化、代谢异常、遗传、外伤、辐射及局部营养不良等因素均可引起晶状体囊膜等损伤，使其渗透性改变，丧失屏障作用；或者导致晶状体代谢紊乱，使晶状体蛋白发生变性，形成浑浊。抗白内障药主要通过抑制醌体与晶体结合，或提高晶体的抗氧化能力，或抑制醛糖还原酶等，阻止晶状体蛋白变性。注意事项：目前为止，抗白内障相关药只能延缓白内障的进程，无法达到治愈白内障的目的。抗白内障常用药物如表4-8所示。

表4-8　抗白内障常用药

药物名称	药物规格
法可林滴眼液	10 mL∶1.5 mg/支
甲状腺素碘塞罗宁滴眼液	3 mL∶3 mg/支
吡诺克辛滴眼液	5 mL∶0.25 mg/支
谷胱甘肽滴眼液	5 mL∶100 mg/支
还原型谷胱甘肽滴眼液	5 mL∶0.1 g/支
氨碘肽滴眼液	5 mL×2 支/盒
利眼明滴眼液	10 mL/支
碘化钾滴眼液	10 mL∶0.2 g/支
苄达赖氨酸滴眼液	8 mL∶40 mg/支

资料来源：同上。

（九）抗视疲劳及防治近视药

抗视疲劳及防近视药主要通过放松眼睫状肌或通过补充眼部维生素、微量元素等调节眼部神经，或加快眼部血流循环等方式起作用。注意事项：放松睫状肌药物一般晚上睡觉前使用，因其有散大瞳孔的作用，以免影响正常生活。养成良好的用眼习惯才是改善视疲劳的有效方式，特别是儿童，增加户外活动时间可降低近视的发病率。常用的抗视疲劳及防治近视药如表4-9所示。

表4-9　常用的抗视疲劳及防治近视药

药物名称	药物规格
托吡卡胺滴眼液	6 mL：15 mg/支
消旋山莨菪碱滴眼液	8 mL：4 mg/瓶
维生素 B12 滴眼液	5 mL：1 mg/支
珍珠明目滴眼液	0.8 mL×20 支/盒
冰珍清目滴眼液	5 mL×2 支/盒
维明滴眼液	10 mL/支
眼氨肽滴眼液	8 mL/支
近视乐眼药水	8 mL/支
七叶洋地黄双苷滴眼液	0.4 mL×10 支/盒
夏天无滴眼液	10 mL/支

资料来源：同上。

（十）人工泪液和角膜保护药

人工泪液就是模仿人体泪液的成分做出的一种替代品，可以起到保湿、滋润眼表的作用；细胞生长因子可以刺激细胞的生长，在眼表受损时起修复和补充营养的作用；小牛血清可改善组织营养，刺激细胞再生和加速眼表组织修复。注意事项：每天滴用次数最好不超过6次，因频点会将正常的泪膜冲走，加快泪液蒸发。如须长期使用，最好选择不含防腐剂的人工泪液，以减少防腐剂的眼表毒性。对于角膜保护药的选择，基因重组人表皮生长因子（rhEGF）和碱性成纤维细胞生长因子（bFGF）可作为单纯角膜上皮损伤短期应用，小牛血去蛋白提取物可以适用于慢性非感染性角膜上皮溃疡长期睡前用药。bFGF 促进角膜血管新生的作用较强，若以促进角膜基质修复为重点，应选用 bFGF。但是，若是长期反复用作治疗角膜上皮缺损或糜烂，尤其是患眼伴有慢性炎症刺激者，如干眼病，建议应用 rhEGF，或者 rhEGF 和小牛血去蛋白提取物联合使用。常用的人工泪液和角膜保护药如表4-10所示。

表 4-10　常用的人工泪液和角膜保护药

药物名称	规格
人工泪液滴眼液	10 mL : 50 mg/支
羟丙甲纤维素滴眼液	15 mL : 75 mg/支
羧甲基纤维素钠滴眼液	15 mL/支
右旋糖酐羟丙甲纤维素滴眼液	15 mL/支
右旋糖酐 70 甘油滴眼液	15 mL/支
复方右旋糖酐 70 滴眼液	15 mL : 15 mg/支
羟糖甘滴眼液	5 mL/支
玻璃酸钠滴眼液	5 mL : 5 mg/支
卡波姆滴眼液	10 g : 20 mg/支
聚乙烯醇滴眼液	8 mL : 112 mg/支
聚乙二醇滴眼液	5 mL/支
硫酸软骨素滴眼液	8 mL : 0.24 g/支
复方尿维氨滴眼液	10 mL/瓶
维生素 A 棕榈酸酯眼用凝胶	5 g : 5000 IU/支
乙酰半胱氨酸滴眼液	5 mL : 80 mg/支
重组牛碱性成纤维细胞生长因子滴眼液	5 mL : 1.2 万 IU/支
重组牛碱性成纤维细胞生长因子眼用凝胶	5 g : 2.1 万 IU/支
重组人表皮生长因子滴眼液	4 mL : 80 μg/支
小牛血清去蛋白眼用凝胶	5 g/支
小牛血去蛋白提取物滴眼液	0.4 mL×20 支/盒
山梨醇滴眼液	5 mL : 0.2 g/支

资料来源：同上。

（十一）血管收缩剂（减充血药）

血管收缩剂为拟肾上腺素药，主要通过激动 α-受体起血管收缩作用，使眼部充血减少。注意事项：减充血药长期应用可能会出现反弹性充血、眼压升高等不良反应。眼部常用的血管收缩剂如表 4-11 所示。

表4-11　眼部常用的血管收缩剂

药物名称	药物规格
羟甲唑啉滴眼液	5 mL：1.25 mg/支
复方盐酸萘甲唑啉滴眼液	10 mL/支
非尼拉敏/盐酸萘甲唑啉滴眼液	15 mL/支
萘敏维滴眼液	10 mL/支
复方门冬维甘滴眼液	13 mL/支
复方牛磺酸滴眼液	13 mL/支

资料来源：同上。

（十二）中成药

眼用中成药以中药材为原料，在中医药理论指导下，为了预防及治疗眼疾的需要，按规定的处方和制剂工艺将其加工制成滴眼液，可用于圆翳内障或肝火旺盛、目赤肿痛的治疗。注意事项：眼用中成药的使用应针对病症辨证给药，最好选择中医眼科就诊。眼部常用的中成药如表4-12所示。

表4-12　眼部常用的中成药

药物名称	药物规格
复方熊胆滴眼液	8 mL/支
鱼腥草滴眼液	8 mL/支
金叶滴眼剂	8 mL/支
退障眼膏	4 g/支
双黄连滴眼剂	5 mL/支
板蓝根滴眼液	8 mL/支
消朦眼膏	5 g/支
复方熊胆滴眼液	12 mL/支
拨云眼膏	2 g/支
拨云锭滴眼剂	8 mL/支
冰珍去翳滴眼液	10 mL/支

资料来源：同上。

四、手术治疗

（一）眼表手术

1. 翼状胬肉手术的目的是什么？

胬肉可导致散光，甚至遮盖瞳孔、影响视物，翼状胬肉手术可以改善这一情况，此外，还能改善外观。

2. 翼状胬肉的手术方式有哪些？

翼状胬肉手术方式有单纯胬肉切除术、胬肉切除联合游离结膜瓣转位移植术、胬肉切除伴羊膜移植术、胬肉切除联合自体结膜移植术等。

3. 翼状胬肉在什么情况下需要手术？

存在以下 4 种情况时，需要手术。

（1）胬肉长入角膜较多且仍在慢慢长大，或胬肉遮盖瞳孔，影响视力。

（2）胬肉妨碍眼球转动。

（3）患者要做角膜移植、抗青光眼手术或白内障手术，胬肉影响手术操作。

（4）患者觉得胬肉影响美观。

4. 翼状胬肉术后护理和注意事项有哪些？

手术后一般 5 ～7 天拆除结膜缝线。一些患者胬肉较大，长入角膜较多时，术中角膜损伤范围较大，术后接受手术的眼会有刺痛、怕光、流泪的症状，可佩戴软性角膜接触镜缓解眼部不适的症状。部分做了结膜或羊膜移植的患者，术后勿揉搓手术眼，避免移植物被揉搓掉。

5. 翼状胬肉手术效果如何？

大部分患者恢复良好，但也有部分患者术后复发。这与患者自身病情、手术方法等多种因素有关。

（二）近视激光手术

1. 近视激光手术分哪几种类型?

近视激光手术分为准分子激光角膜屈光手术和飞秒激光角膜屈光手术。

2. 近视患者什么时候可以手术?

患者近视程度稳定，年龄大于 18 周岁就可以进行术前检查，经过安全评估就可以考虑近视激光手术。

3. 需要做哪些检查来明确近视的诊断?

近视的诊断相对比较明确，首先要进行视力检查，明确患者视功能的情况，然后通过充分的散瞳验光，根据病史、症状和体征排除其他原因导致的视力减退，可以得出诊断。

4. 近视激光手术之前需要做哪些检查?

近视激光手术前需要做以下检查：

（1）眼部检查：①裸眼视力、最佳矫正视力；②裂隙灯和检眼镜；③散瞳眼底检查。

（2）特殊检查：①眼压；②超声角膜厚度测量；③角膜地形图检查；④瞳孔大小测量；⑤眼表泪膜相关检查；⑥Pentacam 眼前节分析系统。

5. 近视激光手术的治疗方法有哪些?

近视激光手术的治疗方法有：

（1）准分子激光角膜屈光手术：①准分子激光原位角膜磨镶术（LASIK）；②准分子激光角膜上皮下原位磨镶术（LASEK）；③激光光学角膜切削术（PRK）；④经上皮准分子激光屈光性角膜切削术（TransPRK）。

（2）飞秒激光角膜屈光手术：①飞秒激光制作角膜瓣的 LASIK 手术；②小切口飞秒激光角膜基质透镜切除术。

6. 近视激光手术的原理是什么?

通过准分子激光切削或取出使用飞秒激光制作的一定厚度的角膜基质块，使角膜前表面变平坦，达到矫正近视的目的。同时也可以矫正散光、远视等屈光不正。

7. 所有近视眼都可以进行近视激光手术吗?

并不是这样的。激光手术安全性较高,适用范围较广;但是对于近视度数高(> −10 D)、角膜薄(<500 um)、年龄小于 18 岁的人群,近视激光手术就不适合了。那是因为高度近视需要切削更多的角膜,剩余角膜不足以维持角膜正常的功能,并可能造成圆锥角膜等并发症。对于这样的患者,可以选择有晶体眼的人工晶体植入术(ICL)。孕期、哺乳期妇女也不适合手术。患有其他全身疾病,例如糖尿病、自身免疫性疾病等,也不适合近视激光手术。

8. 如何选择不同的激光手术方式?

具体的激光手术方式是医生根据患者的术前检查结果按照下面的原则,结合患者的职业和需求选择的。

(1)患者近视散光度数比较低:表层激光手术(PRK、TPRK)。

(2)角膜厚度足够,等效球镜 < −10 D,考虑 SMILE、FS-LASIK、LASIK 手术。

(3)角膜厚度不足,考虑人工晶体植入术。

9. 激光矫正近视后还会有老花吗?

老花是随年龄增长,眼部晶状体调节能力逐渐下降,看近处目标不清的过程。由于角膜激光手术并不涉及晶状体结构,所以角膜激光近视眼手术并不会干扰晶状体的老化过程。随着年龄的增加,还是会出现老花的现象,但可以通过佩戴老花镜来解决。

10. 近视激光手术后还会有近视或远视吗?

近视激光手术可以按手术设计清除术前的近视、远视、散光,但由于术后角膜厚度的改变、眼轴长度的变化,特别是高度近视、散光、远视患者,术后有可能出现新的屈光不正。

11. 近视激光手术后可能存在哪些并发症?

(1)术后感染、疼痛、出血等。如遇严重感染,有影响视力的可能。

(2)短暂的光敏感综合征等。

（3）术后视力欠矫或过矫。

（4）术后角膜扩张（圆锥角膜）。

（5）高度近视患者出现屈光回退的概率较大。

12. 作为患者，近视激光手术之后有哪些注意事项？

（1）术后 1 周必须注意不能用手揉眼睛，睡觉时必须戴防护眼罩保护术眼。

（2）术后 1 个月内防止水入眼，尽量避免球类运动，1 个月后才能进行游泳活动，术后 3 个月内防止沙尘入眼。

（3）按照医嘱滴眼药水，不能擅自停药或过量使用，点眼药水时注意卫生，将手洗干净。

（4）按照医生规定的日期进行复查。

（5）术后可以阅读、看电视、用手机，但是应避免用眼疲劳。

（6）术后长途飞行时，建议多点人工泪液作用的眼液，避免周围环境干燥引起的干眼症。

13. 近视激光手术后视力能提高多少？

具体视力提高多少因人而异，影响近视激光手术后视力的因素有四个方面。

（1）主要取决于术前检查时的最佳矫正视力，一般术后裸眼视力不会超过术前的最佳矫正视力。

（2）术后角膜切口的愈合：术后 3 ～ 6 个月角膜处于愈合期，由于角膜基质的生长、胶原纤维的重新排列，角膜形态也会发生细微的变化，所以患者术后的视觉质量就会发生一定程度的波动。

（3）术后角膜水肿。手术后一定时间内，角膜会有不同程度的水肿，影响视力，水肿消退后，视力会渐渐提高。

（4）术中、术后患者配合程度。术中由于患者紧张，可能出现负压环脱失，角膜基质透镜取出不完整，准分子激光偏中心切削；术后患者揉眼可能会导致感染、角膜瓣移位，这些都可能影响术后的视力恢复。

14. 双眼近视激光手术可以分开时间进行吗？

一般不建议双眼分开时间手术。双眼同时手术可以减少患者支出和总恢复时间，避免只做单眼手术后出现的严重双眼视觉不平衡的困扰。

15. 近视激光手术是否必须住院？

近视激光手术时间短，术后恢复快，不需要住院治疗，但是术后必须定期来院复诊。

16. 近视激光手术中是否会有疼痛？

疼痛的感觉存在个体差异。总体来说，近视激光手术前、术中都会使用表面麻醉眼液，术中多数情况下不会疼痛，但术后麻醉药失效后会有短时间的眼部异物感、流泪，待手术切口愈合（72 小时）后就很少有这些感觉了。

17. 近视激光手术后出现什么状况需要及时回医院就诊？

术眼出现快速而大幅度的视力下降、疼痛加重、眼红、怕光等状况，应该及时到医院就诊。

（三）白内障手术

1. 白内障手术之前需要做哪些检查？

（1）眼部检查：①视力、光感、光定位、红绿色觉；②裂隙灯和检眼镜。

（2）特殊检查：①眼压；②角膜曲率和眼轴长度测量；③角膜内皮细胞；④眼部 B 超。

（3）全身检查：①血压、血糖、血常规、凝血功能、传染病等检查；②脏器功能检查：心（心电图等）、肺（胸片）、肝（肝功能等）、肾（尿常规、血肌酐等）。

（4）术后视力预测相关检查：①视觉电生理检查；②激光干涉仪检查。

2. 什么是超声乳化白内障手术？

超声乳化白内障手术即超声乳化白内障吸除术，是利用超声能量将混浊的晶状体核和皮质乳化后吸除的手术方法。手术切口小，保留了晶状体后囊，可联合折叠式人工晶状体植入，具有组织损伤少、切口不用缝合、手术时间短、视力恢复快等优点，是欧美国家主流的手术方式，目前我国也在大力推广当中。

3. 所有老年性白内障都可以进行超声乳化白内障手术吗？

并不是这样的。超声乳化白内障手术安全性较高，适用范围较广，但是对于一些严重的老年性核性白内障患者（如核分级为Ⅴ度）来说，超声乳化手术可能就不适宜了。那是因为超声乳化是需要释放能量的，累计释放的总能量与核的硬度成正比，对于极硬的核，需要释放更多能量，其能量可能会超过角膜内皮的承受能力，最终损伤角膜内皮，使其失代偿，导致角膜混浊。对于这样的患者，可以选择小切口白内障囊外摘除术。

4. 激光可以治疗老年性白内障吗？

目前直接利用激光治疗老年性白内障的情况不多，主要有三种情况。

（1）激光乳化白内障吸除术：利用激光对晶状体核和皮质进行切割后再吸除，目前应用不多。

（2）Nd：YAG激光：主要用于治疗白内障手术后发生的后发性白内障，非常常用。

（3）飞秒激光辅助超声乳化白内障手术：主要利用飞秒激光精准地切割晶状体囊膜和晶状体核，切割后的碎块由超声能量进行粉碎后吸除，激光起辅助作用，提高了手术的准确性和安全性。

5. 什么是人工晶状体？

人工晶状体是指人工材料合成的一种特殊透镜，具有一定的屈光力，形状和功能类似于人眼的晶状体，具有重量轻、光学性能高、无抗原性、无致癌性等特点，一般用于白内障手术后替换原本混浊的晶状体，相当于眼睛内的小眼镜。

6. 为什么白内障手术要植入人工晶状体？

晶状体具有较高的屈光力，其主要作用是折射光线和进行调节，使得光线聚焦到视网膜上。白内障手术摘除了混浊的晶状体，而无晶状体的人眼相当于高度远视的状态，因此这一部分损失的屈光力需要得到替代。植入具有一定屈光力的人工晶状体就是这一作用，否则手术后视力依然会很差。

7．人工晶状体的分类有哪些？

（1）根据材料，可分为硬性和软性人工晶状体。

（2）根据放置的位置，可分为前房型和后房型人工晶状体。

（3）根据弧度的设计，可分为球面和非球面人工晶状体。

（4）根据功能，可分为单焦点、多焦点、可调节型、可矫正散光型人工晶状体等。

8．如何选择人工晶状体？

（1）种类选择。人工晶状体的种类繁多，患者应该根据自己的眼部情况、经济状况和实际需求与医生共同协商人工晶状体的选择，并非越贵越好。如多焦点的人工晶状体可以同时解决患者术后视远、视近的问题，但是其要求相对较高，对于夜间用眼频繁、瞳孔较小、眼底较差、散光过大的患者，可能不适合植入。

（2）度数选择。一般通过术前检查，对眼轴长度、角膜曲率等数据的测量，每种人工晶状体自身特定的公式可以计算出人工晶状体的度数，结合患者自身需求和实际眼部情况，医生在此基础上对度数进行个体化调整以达到最佳效果。

9．白内障手术后还会有老花吗？

调节是晶状体的主要功能之一，摘除晶状体后，调节功能也自然消失。植入单焦点人工晶状体后，看远视力得到恢复，但老花症状可能会变得明显，可以通过术中植入多焦点人工晶状体或可调节型人工晶状体，或者通过调整植入的人工晶状体度数，或是佩戴老花镜来解决。

10．白内障手术后还会有近视或远视吗？

个体化计算后的人工晶状体替换原有混浊的晶状体，除了代替原有晶状体的功能，也相当于在眼睛内佩戴了一副有度数的眼镜，术后患者眼睛的度数会下降甚至消失，达到视远脱镜的效果。

11．白内障手术中可能存在哪些风险？

（1）浅前房或无前房，损伤角膜内皮和虹膜等。

（2）眼内组织损伤。

（3）出血：可出现前房积血、玻璃体积血等。比较罕见的是暴发性脉络膜出血，这是术中最严重的并发症。

（4）后囊膜破裂，使玻璃体脱出或者晶状体碎块坠入玻璃体腔。

12. 白内障手术后可能存在哪些并发症?

（1）出血。多发生在术后 1 周内，来源于切口或虹膜血管的出血。

（2）眼压升高。一般术后都会短暂升高。少数持续升高者可导致青光眼。

（3）眼内炎。术后最严重的并发症，是术中、术后感染所致，表现为眼红、眼痛、视力下降、睫状充血、前房积脓、玻璃体混浊等。若处理不当，后果严重。

（4）慢性葡萄膜炎。

（5）后囊膜混浊。最常见的术后并发症，有 30% ～ 50% 的患者术后会出现，是残余的晶状体上皮细胞沿着后囊膜增殖所致，一般用 Nd：YAG 激光进行后囊膜截开即可。

（6）角膜散光。手术的切口、位置、大小、形态等都会影响角膜的散光。

（7）人工晶状体位置异常。可能嵌顿于瞳孔或者偏离瞳孔区等。

13. 作为患者，白内障手术之后有哪些注意事项?

（1）术后第 1 天，眼睛盖着纱布，尽量减少眼球的转动，也应避免触碰眼睛，以休息为主，平躺而睡。眼痛、流泪均为正常现象，但当眼痛剧烈或合并恶心、头痛时，应该及时就医。

（2）术后第 2 天，可以去除纱布，还会有轻微的畏光、眼痛等，仍以休息为主，避免揉眼。

（3）按照医嘱滴眼药水，不能擅自停药或过量使用。点眼药水时注意卫生，将手洗干净。

（4）按照医生规定的日期进行复查。

（5）术后半个月内少洗澡、洗头，尽量避免有水入眼，避免剧烈活动。

（6）术后可以阅读、看电视、用手机，但是应避免用眼疲劳。

14. 白内障手术后视力能提高多少？

具体视力提高多少因人而异，影响白内障术后视力的因素有三个方面。

（1）眼底情况。眼底的视网膜和视神经是决定最终视力的主要因素，但由于术前白内障的遮挡，术前较难评估眼底情况，只能通过视觉电生理检查或激光干涉仪检查等做预测，并不能准确告知视力将提高多少。有些患者合并老年性黄斑变性等疾病，眼底情况不好，即使手术很成功，术后视力也可能恢复不佳。

（2）术后角膜水肿。手术后 1 周内角膜会有不同程度的水肿，影响视力，水肿消退后，视力会渐渐提高。

（3）屈光不正。虽然手术后植入了个体化的人工晶状体，但是角膜切口等问题导致角膜散光，或者是人工晶状体计算的误差等，都可能导致屈光不正，术后准确验光可以知道最佳矫正视力达到多少。

15. 白内障手术可以双眼同时进行吗？

一般不建议双眼同时手术。双眼同时手术可以减少患者支出和总恢复时间，避免了只做单眼手术后双眼视觉不平衡的困扰。但是这会增加双眼同时患眼内炎等其他并发症的风险，也让医生无法根据之前手术眼的情况调整手术方案和人工晶状体的选择。一般建议双眼间隔进行手术。

16. 白内障手术后多久可以验光？

白内障手术后，由于角膜切口的愈合因素，角膜散光仍存在变化的可能，同时术后初期对人工晶状体的视觉需要一段时间的适应，因此一般建议术后 3 个月再进行验光检查，此时结果比较稳定。

17. 白内障手术是否必须住院？

部分大型医院的白内障手术已经开始推行"日间手术"模式，即入院前完成术前检查，预约手术时间，手术当天办理入院手续，术后在医院观察数小时后晚上可以回家休息，第二天回医院复查，办理出院手续。需要办理出入院手续，但无须真正住院。

（四）青光眼手术

1. 青光眼一定要做手术吗？

看情况，不能一概而论。先天性青光眼一般需要手术治疗，闭角型青光眼选择激光或手术治疗，开角型青光眼选择药物、手术治疗，继发性青光眼选择药物或者手术治疗。很多青光眼患者都有心理障碍，对手术有着很强的顾虑，但其实手术是保护视功能、挽救视力的重要方法。

2. 为什么医生建议有些青光眼患者做白内障手术？

针对急性闭角型青光眼，把白内障摘除，安装人工晶体，可以解决晶体对房水流出通道的压迫，使之重新开放。房水循环通畅了，眼压也就降低了。

3. 同时患有青光眼和白内障怎么办？

青光眼和白内障可以同时发生，并且在病情发展过程中相互作用，相互影响。根据病情可以选择单纯的白内障手术或青光眼白内障联合手术治疗。

4. 青光眼手术前要注意什么？

（1）高血压、糖尿病患者应遵医嘱按时按量服药，坚持低盐低脂、糖尿病饮食，保持血压、血糖稳定，防止术后出血、感染。

（2）注意保暖，预防感冒，如有感冒、发热、咳嗽、月经来潮应及时告知医护人员。

（3）要进行全麻的患者，须注意按时禁食禁饮。

5. 做完青光眼手术，是不是就不用再复查了？

青光眼是终身性疾病，它只能被控制而不能被治愈，即便做完了手术，还是需要定期复查。

6. 青光眼一般多久复查一次？

青光眼患者是需要终身复查的。对于药物治疗的患者，每月需要监测眼压。眼压控制不良者，隔 1～3 个月复查眼底、视野；眼压控制理想者，隔 6～12 个月复查。对于手术患者，一般分别约术后 1

周、2 周、1 个月、3 个月、6 个月、12 个月复查，每年复查视野和眼底。根据病情需要调整复查时间，具体时间请听从主诊医生的交代。

7. 做完青光眼手术，还需要再用药吗？

如果做完青光眼手术，眼压仍然控制不理想，那就需要继续使用降眼压药水，甚至进行二次手术。具体要听从主诊医生的交代。

8. 作为患者，青光眼手术之后有哪些注意事项？

（1）手术后一般不会有剧烈的眼睛疼痛，部分患者可能会感到轻微的异物感、眼红，这是眼睛上的缝线和术后的炎症反应导致的，是正常的现象，术后可以逐渐缓解。术后如有眼睛胀疼，甚至头痛、恶心等症状，应及时咨询医生。

（2）手术当天请勿自己打开包扎，尽量安静休息，不要揉眼和挤压手术眼，如要侧卧，尽量选择非术眼方向。有些患者术后可能需要加压包扎手术眼，请不要自己改变绷带的位置，以免影响效果。

（3）注意眼部卫生，切勿揉眼，洗脸洗澡动作轻柔，勿使水流入眼内。术后 1 个月内避免剧烈运动。

（4）按照医嘱滴眼药水，不能擅自停药或过量使用。点眼药水时注意卫生，将手洗干净。

（5）按照医生规定的日期进行复查。

（6）如果术后恢复过程中出现任何不适，请及时到医院复诊。

9. 青光眼手术后视力能提高吗？

青光眼是一种不可逆的致盲疾病，青光眼手术的目的是降低眼压，防止高眼压继续对视神经造成损伤，从而减缓或终止青光眼病情的进展，并不能改善视力。相反，如果术后青光眼病情不能得到控制，视力可能会进一步下降。

10. 青光眼眼压降到多少才算正常？

青光眼患者眼压控制不能一概而论，每个人疾病程度不同，神经对高眼压的敏感程度不同，因此降眼压更应该强调个体的目标眼压，即能阻止青光眼损害或将疾病进展降到最低速度的最高耐受眼压，降压只有达到这个目标，才能有效延长青光眼患者的"视力年"。

11. 青光眼患者是不是都不能散瞳?

不一定。一般来说，未做手术的闭角型青光眼患者、浅前房的青光眼高危人群，不建议散瞳，但是对于开角型青光眼患者、部分继发性青光眼患者、术后闭角型青光眼患者，并无散瞳禁忌，甚至有时滴用散瞳药水是治疗的一部分。因此，具体还要根据患者的病情决定，散瞳与否不是绝对禁忌。

12. 青光眼手术后视力下降是什么原因?

若手术后视力继续下降，可能有以下原因：术后眼压未得到有效控制；供血不足或颅内压偏低；青光眼患者白内障病情加重；也有可能是其他疾病导致视力下降，如果出现这样的情况，一定要及时就医。

13. 青光眼术后需要进补吗?

青光眼术后按日常生活习惯饮食即可，如行滤过手术后应注意勿进食过补食物，如高蛋白饮食。因为术后要建立有效的房水引流通道，滤过伤口不宜愈合过快，尤其是瘢痕体质。

(五) 斜视手术

1. 婴幼儿斜视难以配合准确检查，影响手术效果，应先配眼镜，长大再手术，对吗?

不正确。半岁以内发生的斜视为婴幼儿型斜视，因发病年龄小且斜度大，对双眼视功能的破坏严重，应尽早在 2 岁以内进行手术治疗。此种斜视角度，不需要像成人一样完成精确的检查，并不会影响手术的疗效。

2. 全麻斜视矫正手术会影响孩子的智力发育吗?

没有根据。现代的麻醉药物和技术越来越安全。全身麻醉的不良反应主要与麻醉时间长短、麻醉次数和年龄相关。儿童斜视的全麻手术时间多数在 0.5 ～ 1 小时以内，80% 的儿童可以通过一次手术成功矫正斜视。所以，斜视的全麻矫正手术是安全的。

3. 度数小的斜视比度数大的斜视危害小，可以不治疗或晚点治疗吗？

不可以。斜视的本质是双眼不能同时注视目标，双眼视轴发生偏斜。双眼的视网膜存在严格固定的对应关系，一旦发生斜视，这种对应关系就被破坏。哪怕是很小度数的斜视都会导致黄斑和视网膜的抑制，严重影响视力和双眼视功能的发育。临床上，小度数斜视的视力和双眼视功能损害往往更加严重，而且治疗更棘手，应尽早治疗。

4. 斜视手术会不会影响视力和眼睛的屈光力？

斜视手术一般不会影响眼球的视力，对眼球的屈光力影响也不大。所以手术以后可以继续佩戴眼镜，医生会根据手术后康复的情况，决定是否对眼镜度数进行调整。

5. 斜视矫正手术后，能否进行近视矫正手术？

可以的。斜视矫正手术是眼外肌手术，近视矫正手术大多是角膜上的手术或是眼内手术。手术后6个月，斜视手术对眼表和结膜的影响基本恢复，可以考虑近视矫正手术。只要手术前的评估和检查合格，就可以进行近视矫正手术。

6. 斜视矫正手术后，斜视会复发吗？还可以再手术吗？

斜视手术是安全的，80%以上的斜视可以通过一次手术得到成功矫正，约20%的斜视可能需要两次或以上的手术矫正。也就是说，大多数斜视手术后不会复发，小部分复发的斜视可以再次进行手术。这种情况并不罕见，属于正常治疗过程。一般两次斜视矫正手术之间需要间隔3～6个月。

7. 一只眼因眼病或外伤丧失视力，逐渐出现斜视，这种斜视可以手术吗？手术后是不是很容易复发？

此种斜视称为知觉性斜视，以往也称作废用性斜视，可以通过斜视矫正手术来改善外观。手术后大多不会复发，一次手术成功率在70%以上。复发一般要经过数年的缓慢过程，如果复发，还可以通过再次手术获得满意的效果。

8. 一只眼睛外伤后视力变差，逐渐出现外斜视，何时可以进行斜视矫正手术？

进行斜视矫正手术有 2 个前提：眼外伤恢复稳定，视力已无法再提高。如果眼外伤还有后续的计划手术治疗，要等所有手术都完成后才考虑斜视矫正手术。此外，如果受伤的眼球还有进一步改善视力的可能，斜视手术应在这些改善视力的手术后进行。

9. 斜视矫正手术后出现复视怎么办？

斜视矫正手术通过改变眼外肌的力量，使双眼眼位重新恢复正常。斜视手术后早期，部分患者会出现复视，这是正常的。多数复视会在 1 周内消失，一般不会超过 1 个月。极少部分复视可以长时间存在，但多数复视不会对生活造成大的影响，可以通过训练或是佩戴三棱镜来消除。

10. 为什么一只眼睛斜视，却要在两只眼睛上做斜视矫正手术？

斜视本身是双眼的疾病，但可以表现为主要一只眼睛偏斜。在一只眼睛还是两只眼睛上做手术，要根据斜视度的大小、斜视的类型、是否合并斜肌的功能异常等因素来确定。一般来说，双眼手术可以矫正更大、更复杂的斜视，矫正效果更对称。

11. 间歇性外斜视的手术时机如何选择？

间歇性外斜视是斜视手术患者中最常见的类型，多数在儿童时期发病，病程进展缓慢。约 80% 的患者会逐渐加重，10% ~ 15% 可表现为长期稳定，5% 可自行好转。斜视出现频率高、眼位控制能力差、双眼视功能有明显破坏是手术的指征。有手术指征者，3 岁以前一般不适宜手术，多数手术选择在学龄前完成。

12. 局部麻醉进行斜视矫正手术，比全身麻醉效果好，对吗？

全身麻醉是斜视矫正手术的主流和趋势。全身麻醉不但可以完全止痛，还可消除患者紧张情绪、减少出血、放松肌肉、监测和减少眼心反射、术后镇痛，提高矫正效果。只有个别的成人斜视矫正手术，才需要在局部麻醉下进行。

（六）眼科整形美容

1. 什么是上睑下垂？

上睑下垂是眼睑提上睑肌和 Müller 肌功能不全或者丧失、动眼神经麻痹、神经支配缺损所导致的一只眼睛或双眼睁眼不完全。

2. 上睑下垂对眼睛有什么不良影响？

单眼上睑下垂时，一只眼睛睁眼不完全，导致外观上双眼不等大，影响美观；另一方面，由于长期遮挡，该眼形觉剥夺性弱视发病率极高，增加矫正困难。双眼上睑下垂时，双眼均被下移的眼睑挡住，也容易导致弱视发生；且由于上睑遮挡，为了能够看到前方的物体，经常要后仰头部或者皱额头，给日常生活带来极大不便。

3. 如何通过眼整形手术矫正上睑下垂？

手术矫正上睑下垂主要有提上睑肌折叠（缩短）术和额肌瓣悬吊术两种方法。主要通过提上睑肌肌力来进行判断和选择，当提上睑肌肌力大于 5 mm 或者更大时，可以选择单纯的提上睑肌折叠术；当提上睑肌肌力小于 4 mm 时，使用额肌瓣悬吊术。

4. 什么是双重睑成形术（双眼皮成形术）？

双重睑成形术，又称为双眼皮成形术，通过手术使眼睑皮肤与提上睑肌腱膜建立起联系，使睁眼时上睑皮肤能凹陷形成重睑沟。主要的手术方式有埋线法、缝线法、扇形切开缝合法等。

5. 如何通过手术矫正内眦赘皮？

（1）轻度单纯性内眦赘皮的手术方式有：①内眦皮肤切除法（现已少用）；②Y–V 成形术；③Z 成形法；④平贺法手术矫正术。

（2）重度内眦赘皮的手术方法有：①Blair-Brown 氏法；②Mustarde 氏法（四瓣成形术法）。

（3）内眦赘皮伴有轻度下睑外翻的手术方法有：Speath 皮瓣矫正法。

6. 上睑松弛是怎样形成的？

上眼睑皮肤松弛是上睑皮肤弹性下降，皮肤变松，过多地堆积在上睑处，严重时下移可遮盖重睑沟，甚至遮盖角膜和瞳孔，引起视物困难。

7. 上睑松弛和上睑下垂有什么区别?

上睑松弛是单纯皮肤原因导致松弛下垂;上睑下垂指的是提上睑肌和 Müller 的功能异常导致的上睑呈现部分或者全部下垂。

8. 上睑皮肤松弛如何通过手术矫正?

(1)单纯重睑去皮术:在去除多余的松弛皮肤的同时做双眼皮手术。这种手术恢复较慢,半年后重睑才变得自然,但是对于重度松弛的患者,使用这种手术方法矫正效果较好。

(2)睑缘切口不行重睑术:主要针对轻度的上睑松弛,手术后改变不太明显,不要求形成双眼皮,可在上睑缘切口单纯切除多余的皮肤。

(3)提眉切眉手术:经过提眉或切眉手术来上提松弛的上睑皮肤以改善症状。

9. 眼袋是怎样形成的?

眼袋就是下眼睑松弛的俗称,通常是下眼睑的皮肤、眼眶轮匝肌、眼眶眶隔筋膜组织退行性变化、松弛,眼眶内脂肪膨出,导致下眼眶下缘膨隆,形成的外观似袋状的组织。多见于中老年人。

10. 眼袋矫正(下睑成形术)有哪些种类?

(1)针对不同的眼袋患者,也有不同的手术选择:①对于年龄较轻、皮肤弹性好、眼眶轮匝肌力量比较强的患者,只需要去除脂肪,而不必去除肌肉和皮肤。②对于单纯的眼眶轮匝肌肥厚的患者,手术只须切除多余的轮匝肌肉,不必去除脂肪。③对于单纯的下睑皮肤松弛的患者,去除多余的皮肤即可。

(2)针对不同的手术路径,有以下选择:①对于下眼睑膨隆较重,但是皮肤弹性较好、无明显松弛的患者,可以选用球结膜内路径进行手术,术后无缝合疤痕。②对于眼睑皮肤松弛且伴有中重度膨隆的患者,可以选用从眼睑下睑缘皮肤切口路径,去除多余的皮肤和脂肪,术后有缝合疤痕,但是不明显。

11. 怎样治疗倒睫?

(1)非手术法:①使用拔毛镊拔除睫毛;②电解毛囊;③冷冻拔

除睫毛；④激光治疗和激光分离术。

（2）手术法：①倒睫毛囊摘除术，需要在显微镜手术仪器状态下进行操作；②上睑埋线法和下睑压管法分别矫正上睑内翻和下睑内翻导致的倒睫；③眼眶轮匝肌缩短术；④眼睑睑板楔形切除术；⑤眼睑睑板缩短术；⑥眼睑睑缘灰线切开术。

· 第五篇 ·
眼健康的自我管理

一、日常防护用眼卫生

（一）用眼习惯

1. 眼睛不舒服，可以直接用手揉眼吗?

当眼睛不舒服时，不要直接用手揉眼睛，因为手上有较多导致眼睛感染的细菌，如金黄色葡萄球菌、大肠杆菌等，很容易导致眼部感染，应清洗双手后再触摸眼睛。有异物时，也勿用手揉眼睛，以免异物摩擦伤害更大，应先闭上眼睛，等到眼泪大量流出时，再睁开眼睛眨几下，多数情况下，泪水会将异物冲洗出来。若还是异物感很强，需要移送医院处理。

2. 如何干净洗手?

要彻底洗干净，可参考手术室七步洗手法：第一步，双手手心相互搓洗；第二步，手心对手背交叉相叠搓洗；第三步，手心对手心搓洗手指缝；第四步，指尖搓洗手心；第五步，一只手握住另一只手的拇指搓洗；第六步，指尖摩擦掌心搓洗；第七步，一只手握住另一只手的手腕转动搓洗。按此洗手法洗手时，须配合洗手液或香皂，可有效去除手上大部分细菌。

3. 感觉眼睛干涩，可否自己买眼药水滴?

眼药水要在医生或药师指导下使用，不要因为眼药水易购得就随意使用。使用眼药水时也要对症下药，如眼睛发红不一定就是炎症，也有可能是过敏，此时用消炎类眼药水并不能有效缓解。不对症下药可能会延误眼病治疗时间，甚至会使眼病更严重。

4. 青少年须长时间近距离阅读、书写，该如何注意用眼?

长时间近距离用眼会导致青少年近视发生和发展，因此要求做到写字时姿势正确：挺腰直背，不趴着写字，不躺着看书，以维持合适的阅读距离。另外，注意用眼休息，每近距离用眼 45 分钟，须望远休息 10 分钟左右，以尽量减少眼睛的持续紧张导致的近视。

5. 秋冬天阳光温暖舒适，可不可以在阳光下看书？

对于最佳的阅读光环境，一般认为距离阅读面高度 40 cm 处的光照度在 750～1000 Lx 时为最佳；而阳光下的光照强度一般会远超过此值，长期阳光下看书会使得视网膜黄斑区受强光刺激产生的后像作用，导致视物黑影；阳光光线强还会导致瞳孔持续性缩小，眼肌紧张，造成视物疲劳；强烈阳光还对视网膜黄斑区造成一定损害。所以不能在阳光下看书。

6. 长时间使用手机等电子产品对眼睛有哪些危害？

长时间看手机、平板等电子产品，由于视屏画面内容、亮度一直在动态变化，人眼的瞳孔、调节等会随之改变，眼睛一直处于紧张状态，不仅易造成视疲劳，还可能导致近视的发生、发展。近年发现，屏幕中短波蓝光也较多，蓝光会对视网膜产生光学毒性，视屏距离眼睛越近，危害越大，因此对这类电子产品，一般建议少用，不沉迷。

7. 乘车、走路时可不可以看书或玩手机？

走路时手会晃动，乘车时车也会晃动，此时看书、玩手机，阅读面一直处于不稳定状态，光照强度也在不停变化，眼睛为了视物清晰，会更加频繁和大量使用眼的调节和集合功能，造成眼内肌持续紧张，引起视疲劳。现在交通发达，车水马龙，边走边玩手机也会有比较大的安全隐患。因此不建议边走边玩手机或阅读。

8. 睡眠质量对眼睛有哪些影响？

睡眠时，眼部肌肉放松最充分，保证充足的睡眠时间可以消除眼部疲劳，恢复视觉能力。良好的睡眠对儿童、青少年的生长发育也很重要。一般来说，小学生要睡足 10 小时，中学生要睡足 9 小时，成人要睡足 8 小时。睡眠不足时，由于长时间超负荷用眼，眼睛出现视力模糊、疼痛干涩等症状，更易患上干眼症，甚至可能诱发中心性视网膜炎，导致视力下降。

9. 开灯睡觉对眼睛是否有影响？

开灯睡觉不是一个好习惯，尤其对于儿童，开灯睡觉会导致儿童眼睛的肌肉和神经持续紧张，刺激眼球，导致眼球过度生长，近视率提升。研究报告显示，开灯睡觉的儿童近视率是不开灯的 5 倍。开灯睡觉还会抑制褪黑素分泌，引起失眠，进一步加重眼睛的负担。

10. 什么样的写字姿势才是正确的？

姿势要端正，不要趴在桌上。可以使用"三个一"准则来判定：眼距书一臂，手距笔尖一指节，胸距桌一拳。书本平面与眼睛平行，使之清晰成像于视网膜上。

11. 吸烟对眼睛有什么危害？

每天吸烟 20 支，白内障患病风险约增加 2 倍。吸烟还会增加老年黄斑变性及近视率。这是因为吸烟时人体吸入的氧气被消耗，血氧量下降，而视网膜对缺氧格外敏感，长此以往可能造成视力下降。

（二）戴镜习惯

1. 如何清洁眼镜？

正确清洁眼镜，是镜片保养至关重要的因素。请按顺序操作：①清水冲洗镜片表面；②用稀释过的中性清洁剂（洗洁精等）清洗镜片；③用清水冲拭干净；④用干净镜布擦干水。一般来说，2～3 天清洗一次为佳。清洗后，一定要用镜布将镜框内的水吸干，以免水分残留引起锈迹或细菌滋生。

2. 如何擦拭镜片？

使用专用镜布或专用拭镜纸，用眼镜布/拭镜纸分别包住镜片两面，顺一个方向轻轻擦拭，忌来回擦拭或打圈擦拭。

3. 眼镜不戴时如何存放？

眼镜不戴时最好马上放入镜盒，或者将镜片表面朝上放置。主要目的是防止镜片被刮伤或镜架被压变形、压断等。

4. 怎样才是戴眼镜的合适状态？

（1）镜框高低。眼镜戴在脸上，左右镜框高度一致，上不超过眉毛，下不低于鼻翼。

（2）宽窄。两镜腿内面不接触颞部，耳前的皮肤无压痕，向前轻拉时镜框有轻微活动度。

（3）耳背部镜腿与耳朵轻接触，镜腿弯点与耳背部最高点相符合，镜腿弯度符合耳廓结构，固定较好，镜腿不压迫耳背皮肤。

（4）两托叶高度、倾斜度左右对称，托叶与鼻梁外侧皮肤服帖接触，不压迫皮肤。

（5）前倾角，镜眼距要求：两镜框平面稍向前倾斜约 10°，镜片与眼睛距离约 10 ～ 15 mm，以眨眼时睫毛不接触镜片为准。

5. 什么是眼镜摘戴的最佳方法？

双手摘戴眼镜能使两镜腿受力均匀，不易变形，且螺丝不易松脱。若单手操作，容易使镜框变形、损坏。摘戴时要注意轻拿轻放。

6. 哪些情况对镜片会造成伤害？

（1）高温，如车内、浴室、桑拿房、温泉、厨房等。

（2）化妆品，如发胶、香水等。

（3）硬物刮伤，如镜面直接接触桌面、硬物擦伤（包括纸巾等物）。

7. 如何定期对眼镜进行保养？

为确保眼镜戴得舒适，应对眼镜进行定期保养，具体项目有四点。

（1）定期清洗。除平时的日常清洗外，可定期使用超声波机进行深度清洁。

（2）定期对眼镜螺丝及配件进行查看，确认是否有松动或老化情况。

（3）定期对眼镜进行调校，平时在使用过程中难免磕磕碰碰，发现异常随时调整，避免眼镜变形造成戴镜不适。

（4）镜片磨花时请更换，以免影响视力。

8. 镜架应如何维护？

镜架应避免与有机溶剂接触，避免接近高温处或火源。为防止金属眼镜架被腐蚀和过早褪色，不可使眼镜接触酸、碱和腐蚀性气体。人体的汗液有一定的腐蚀作用，所以镜架要经常清洗。美容用品、防虫剂、药品或油漆等含化学成分的物品会使镜架褪色或变形，如果眼镜沾上这些物品，应该及时清洗。

9. 太阳镜应如何保养?

太阳镜（包括偏光镜）不要长时间在水里泡或者在强光下直射，这会使得原本的镜片功能丧失或者褪色等。不用的时候要像对待近视眼镜一样用软棉布包好，正面放置在镜盒或者镜袋里，避免划伤及变形。

10. 戴劣质眼镜对眼睛有哪些危害?

（1）在眼镜的屈光数据方面，度数、散光的轴向、瞳距、瞳高等，若有一项不准，都会影响眼睛的健康。度数不准会造成视物模糊，视物疲劳。瞳距错误会造成镜片移心的棱镜效应，诱发或加重双眼隐斜。

（2）在镜架质量方面，劣质镜架材料一般为硬质塑料或合金，弹性较差，易折，易腐蚀，装配的镜片易脱落，危害戴镜者安全和健康。

（3）在镜片的材料质量方面，劣质镜片材料多为普通塑料片，镜片色散效应大，戴镜时视物易疲劳。内部有不良应力存在，易碎。透光率不均，光度分布不均可引起视物变形或眩晕。

11. 长时间戴"美瞳"是否会对眼睛产生危害?

长时间戴"美瞳"类隐形眼镜，会导致眼部的各种不适。"美瞳"隐形镜片需要更多眼球表面的水分进行保湿，干眼症状因此可能加重。由于镜片上色工艺影响，其透氧率相对普通隐形眼镜会更差，容易导致角膜缺氧，严重者还会造成角膜缘血管增生或角膜水肿。

（三）防护眼镜

1. 周边环境会对眼睛造成哪些伤害?

周边环境中存在许多对眼睛产生损伤的因素，比如机械伤、化学伤等，紫外线、反射光、数码产品中的辐射线等。合理佩戴眼镜可以起到一定的防护作用。

2. 各类体育运动对眼睛造成伤害的比例是多少?

不同体育项目所占的眼外伤比例如表5-1所示。针对不同的运动项目，都有相对应的防护眼镜。

表 5 - 1　不同体育项目所占的眼外伤比例

运动项目	百分比/%
篮球	17.2
棒球	16.8
游泳	10.3
壁球	8.6
橄榄球	4.4
球类	3.2
足球	3.1
高尔夫	2.7
曲棍球	2.0
排球	1.6
其他	30.1

数据来源：瞿佳、陈浩主编《眼镜学》（第 3 版），人民卫生出版社 2017年版。

3. 什么是 PC 镜片？

PC 镜片学名叫聚碳酸酯，因最先应用于航天飞机的窗口上，又被称为太空片。其相对密度为 1.2，比玻璃轻 57%，比树脂镜片轻 37%，折射率为 1.597，抗冲击性能是普通树脂镜片的 10 倍；当厚度大时可做防弹玻璃。可用于安全防护眼镜。

4. 可见光中，有哪些波长的光线对眼睛危害比较大？

对于眼睛而言，100 ～ 380 nm（紫外线）的危害更大；对眼睛产生影响的电磁波谱主要集中在可见光及其附近波段。习惯上将波长在 100 ～ 380 nm 的电磁波称为紫外线（UV），760 nm ～ 1 mm 的电磁波称为红外线（IR）。波长较短的辐射光能量较高，可能会使化学键断裂，破坏分子，所以短波长的紫外线对晶状体和视网膜的损害更加明显。

5. 紫外线对眼睛有何损害?

紫外线辐射可对角膜、结膜、晶状体以及视网膜等结构造成损害，发生紫外线性角膜炎、翼状胬肉、皮质型白内障、黄斑变性等眼疾，且紫外线对眼睛造成的损伤具有累积性。通常紫外线被分为 3 个波段：UVA（10 ～ 280 nm）、UVB（280 ～ 315 nm）、UVC（315 ～ 380 nm）。一部分 UVB 辐射被角膜表面吸收，而波长在 295 ～ 315 nm 的辐射能够穿透角膜到达视网膜。

6. 戴太阳镜对眼睛有哪些好处?

（1）防止光线过量。较强阳光下，人通过调节瞳孔大小来调节进入眼睛的进光量，以维持一定的人眼感光度和清晰度，但瞳孔缩小是有极限的，因此当周围环境阳光强烈时，就会让人感到眩光甚至"白盲"，并对人眼视网膜造成伤害。太阳镜可以阻挡大部分阳光，可以有效防止阳光过于强烈导致的眩光、白盲，并能防止过量光线对视网膜的伤害。

（2）阻挡紫外线。阳光中还含有大量的紫外线，强光下紫外线更多，长期暴露在高紫外线环境中，易导致人眼角膜损伤，晶体变性甚至白内障，以及部分年幼儿童视网膜损伤。合格的太阳镜一般都具有阻挡紫外线的功能，阳光下戴太阳镜可以有效减少紫外线对人眼的伤害。

7. 哪些情况不适合戴太阳镜?

部分眼病患者如青光眼患者要慎戴太阳镜，这类患者戴太阳镜时间过长，容易诱发闭角型青光眼急性发作，出现眼红、眼痛、视力急剧下降等症状。在阴天、室内等光线暗的情况下，并不需要戴太阳镜，此时周围环境光线较暗，戴太阳镜会使人的视觉感到更加黑暗，视力模糊，眼睛负担加重，易引起眼睛紧张和疲劳。

8. 儿童戴太阳镜有哪些注意事项?

儿童的眼睛相对成人更加脆弱，更易被强光、紫外线损害，因此戴太阳镜可以对儿童的眼睛起到保护作用，但对年龄有一定要求：3岁以内的儿童，由于其正处于视觉发育的高峰期，因此不建议戴太阳镜，日常防护以遮挡为主；3～6 岁儿童可以开始佩戴，但每天戴镜时间建议控制在 2 小时内；6 岁以上儿童戴太阳镜要注意控制时间，不宜长时间戴，做到因需而用。

9. 一副太阳镜可以使用多久？

太阳镜是有保质期的，目前市场上的太阳镜除了玻璃材质，其他多用树脂纤维等材料做镜片基片，这类材料属于有机材料，在使用的过程中会缓慢氧化，氧化后其防紫外线功能会逐渐变弱。因此，购买太阳镜后 2～3 年建议更换。

10. 劣质太阳镜有哪些危害？

劣质太阳镜多为染色的塑料片，有降低光照强度作用，但基本无防紫外线的能力。戴这种眼镜后，眼部周围光照强度降低，眼睛的进光量减少，瞳孔相应扩大，但由于其没有防紫外线功能，此时进入眼睛内部的紫外线量反而变更多，加重了对眼睛的伤害。同时塑料镜片存在色散效应大、薄厚不均匀、内部有不良应力等问题，戴后易视物变形、视物疲劳，镜片易碎等。

11. 染色镜片有什么作用？

染色镜片是具有固定投射等级的有色镜片。染色镜片的主要作用是减少可见光与不可见光的通过，使得强光下不刺眼，可增加视物的对比度，也可增添戴镜者的美观度。

12. 什么是光致变色原理？

光致变色的基本原理是使光致变色材料在紫外线辐射下颜色变深，辐射消失后恢复无色状态。树脂光致变色镜片引入变色材料的方法主要有镀膜和表面渗透两种。

13. 什么是膜层变色？

树脂光致变色镜片通过镀变色膜的方法产生变色效果，称为膜层变色。好的光致变色镜片可以在规定的时间内达到变深变浅的效果，并且能有效地拦截紫外线。

14. 什么是玻璃光致变色镜片？

玻璃光致变色镜片是将光致变色材料与玻璃材料混合溶解，通过镜片毛坯制造；传统的变色镜片是以卤化银为主要变色材料。

15. 变色镜片有什么作用？

变色眼镜在户外能做太阳镜使用，防紫外线及强光，而在室内又能当普通无色眼镜使用，对经常外出的人士尤其适用。

16. 影响变色镜片的外界因素有哪些？

影响变色性能的外界因素主要是紫外线辐射和温度。值得一提的是，在戴变色镜时，因受这些因素的影响，变色镜片防强光程度不如太阳镜大，在建议戴前需要特别向戴镜者强调。

17. 什么是偏振光？

光是电磁波，是横波。如果在垂直于光波前进方向的平面内，光振动限于某一固定方向，这种光称为偏振光。自然光是没有偏振方向的，而反射光以水平偏振光为主。

18. 什么是偏光眼镜？

偏光眼镜是在镜片中加一层 PVC 偏光膜，它允许平行于透光轴方向的光通过，而垂直于这个方向的光被吸收，这种现象叫作光的偏振化。偏光眼镜可消除水面等平面反光，适用于钓鱼与日间驾驶及雪地等。

19. 防蓝光镜片有什么作用？

防蓝光镜片可拦截可能导致视网膜疾病和睡眠障碍的有害蓝光，保留有益于舒缓情绪、提高警觉度的蓝光，并可提高使用电子屏幕时的视觉清晰度。

20. 防蓝光眼镜防护眼睛的原理是什么？

蓝光是可见光的组成部分，无处不在，一般根据波长分为长波蓝光和短波蓝光，长波蓝光部分对人有益，短波蓝光由于能量高，能直接穿透晶体直达眼底视网膜，造成视网膜光学毒性损伤，因此对人眼有害。普通的镜片由于镜片基质和镀膜的原因无法阻挡短波蓝光，而防蓝光眼镜则根据短波蓝光的特性设计，可以有效地吸收或阻隔短波蓝光，防止其对眼睛的伤害。

21. 驾驶型眼镜有什么作用？

驾驶型眼镜可以改善暗光视觉，减弱刺眼强光眩光，减轻视觉疲劳，是专门用于驾驶佩戴的眼镜。

22. 防雾镜片有什么作用？

防雾镜片主要通过在镜片表面镀防雾膜，或者定期喷防雾喷剂，使镜片在温差与湿度较大的情况下表面不被雾气黏附。

（四）紧急救助

1. 眼球穿通伤时应如何紧急处理？

眼球穿通伤时可以小心清洁伤口，但不能冲洗局部，可以在伤口滴入氯霉素，再用消毒的细布敷盖，不要随便拉开眼睑，不要用力压迫眼部，应保持局部清洁，然后迅速前往医院治疗。

2. 眼睑、眼睛出血时应如何紧急处理？

轻轻地将眼包扎并立刻求医，不要尝试用水冲洗掉或移除粘在眼睛内的物体，不要加任何压力到受伤眼或眼皮上，不要揉搓眼睛。如果眼球前房出血，应将头垫高些，血液沉积于眼球下部，有利于吸收和视力恢复。

3. 眼部化学烧伤应如何紧急处理？

化学烧伤第一急救措施是冲洗，即立刻用生理盐水或水冲洗。用手指尽量将眼睛撑大，将头置于水龙头下或者用清洁容器缓慢且持续地将水浇在眼睛内至少 15 分钟，尽量转动眼球使化学物被冲出，不要使用眼罩，也不要包扎眼睛，冲洗后立即送医院。

4. 眼内异物应如何紧急处理？

不要揉搓在眼睛中的细片或微粒，眨眼数次，若细片仍存留，则闭眼并尽快求医。

5. 眼部碰撞伤应如何紧急处理？

立刻用冰敷 15 分钟以减少疼痛和肿胀，若视物模糊，应立刻到医院就诊。

二、良好眼健康的自我管理

（一）近视防控

1. 近视是否是青少年群体中的普遍问题？

世界卫生组织在我国调研的数据显示，我国中小学生的近视率每年以接近10%的速度攀升，到了九年级时，有接近80%的学生患有不同程度的近视。我国近视的总患者数在4.37亿～4.87亿，也就是说，每2～3个中国人就有1个近视。

2. 近视有哪些危害？

（1）影响视力。视物模糊，眼睛容易疲劳，可能出现干涩、异物感等不适症状。

（2）影响容貌美观。近视发展到中高度时，眼球变长可能会导致眼球突出、眼睑松弛，以至于影响外观。

（3）影响升学和就业。大学的许多专业和社会上的许多职业对视力都有比较明确的要求，如飞行员、军人、警察、部分岗位的公务员等。因此，近视度数过高的学生比正常人少了许多升学和就业机会。

（4）极大地增加了致盲的风险。近视最主要的危害，是近视的不断加深会引起一系列眼部并发症，对眼睛造成巨大的损害。

3. 如何防治近视？

（1）注意用眼卫生，科学用眼。

（2）保证充足的户外活动。

（3）进行定期规范的屈光检查。

（4）进行规范科学的视力矫正。

（5）注重营养平衡。

4. 青少年为什么需要定期检查眼睛？

青少年的屈光状态会随着生长发育而呈现动态变化，因此要定期进行眼健康检查。一旦发现视力下降，应尽早到正规的医院检查。如果视力下降而未及时矫正，长期疲劳用眼，往往会导致近视加深的速度更快。另外，青少年对眼镜的保养意识欠佳，镜片老化、表面镀膜磨损等会影响到视觉质量，而镜架也可能变形导致矫正偏差，因此要重视青少年的定期检查。

5. 青少年需要多久进行一次眼健康检查？

青少年的视力低于正常标准应当定期进行规范的屈光检查，最好每半年复查一次，以了解屈光度数的变化情况。

6. 父母近视是否会遗传给孩子？概率有多大？

普通的中低度近视遗传概率较低，严格来说，只有近视在 -6.00D（即日常说的 600 度近视）以上或病理性高度近视才具有遗传性。高度近视属于常染色体隐性遗传，如果携带了一对近视基因的染色体，就会表现出近视。如果父母双方都携带高度近视基因，并且都遗传给了孩子，此时孩子近视发生的可能性非常大；而如果父母双方只有一方将近视基因遗传给了孩子，则孩子可能并不表现出近视，而只是近视基因的携带者。简单地说，如果父母一方为高度近视，另一方为高度近视携带者，孩子高度近视的发生率在 50%；如果双方高度近视，孩子高度近视的发生率很可能达到 80% 或以上。

（二）阅读办公

1. 正确的阅读用眼方法有哪些？

（1）防止眼疲劳，间断用眼。避免长时间近距离用眼，控制使用电子产品的时间，用眼 40 分钟左右后要休息 5 ~ 10 分钟，注意劳逸结合，多眺望远方。

（2）创造良好的视觉环境。包括适当的照明灯光、合适的文具、清晰的大小适当的印刷字体、合适的桌椅高度等。阅读时室内灯光应充足。不要使用笔芯过细的笔书写，不要选择字体太小、印刷不清的书刊。使用电脑或阅读的桌椅高度合适，阅读时坐姿端正。

（3）养成良好的用眼行为。阅读及书写时身体坐直，做到"三个一"：眼离书本一尺（约 30 厘米）远；胸离书桌一拳远；手离笔尖一寸（约 3 厘米）远。用笔写字时笔杆与纸面的角度在 40°~50°。

2. 办公室工作环境有哪些须注意?

（1）不要在黑暗环境中看电脑，强烈的黑白反差会对眼睛造成损害。

（2）避免光线直接照射屏幕引起反射。

（3）控制并调整屏幕背景和字体的照明和对比度，减少光线的反射。

（4）室内经常通风换气，保持室内空气清新，减少空调使用的时间，增加空气的湿度。

3. 哪种坐姿适合长期电脑工作?

（1）光线最好为来自身体后方的弥散灯光，显示器后方不要有强光源。

（2）颈部与背部保持直立。

（3）腰背部有良好的支撑。

（4）座椅的高度可调，座椅和椅背呈 100°～110°。

（5）调整屏幕高度和角度，保持眼睛视线向下注视屏幕。

（6）文件要靠近屏幕高度，与屏幕并排，并处在舒适的视线内。

（7）膝盖微高过座椅，双脚着地，不要跷二郎腿。

综上，正确坐姿如图 5-1 所示。

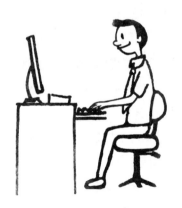

图 5-1　正确坐姿

注：图片由吴枫绘制。

4. 电脑显示器应如何正确摆放以避免视疲劳?

（1）选择可调节的电脑工作台和座椅，使操作者可以根据自己的身高和体型调节工作台和座椅的高低位置，保持显示器屏幕中心与胸部在同一水平线上，既有利于减轻视疲劳，又不明显增加全身肌肉的疲劳程度。

（2）屏幕与眼睛之间的距离不应小于 50 cm。

（3）屏幕的中心应低于水平视线 10°～20°，显示器上部应向后倾斜 10°～20°，操作者以 20°角俯视屏幕可减少眼表的暴露面积，减少泪液蒸发。

（三）户外活动

1. 户外活动可达到什么样的防控近视效果?

科学证实，充足的户外活动是防控近视最有效的手段。国内外的研究调查显示，每天户外活动超过 3 小时的学生中，95% 的人没有近视；有近视的学生如果将每天户外活动的时间累计增加到 3 小时，有一半学生的近视将不再继续加深，另一半学生近视加深的速度可以减少50%。

2. 为什么充足的户外活动能预防近视呢?

科学家研究发现，在太阳光的照射下，人的身体可以分泌一种叫作多巴胺的物质，多巴胺在人体能通过一系列生化作用，最终起到抑制眼轴变长的作用，这就达到了预防近视的效果。

3. 户外活动要怎样开展才能达到预防近视的效果呢?

户外活动预防近视的关键是太阳光的照射，因此户外活动要在阳光或自然光下进行才能起到预防近视的效果，在室内和夜间活动并没有预防近视的效果。另外，户外活动的时间应当充足，每天户外活动累计达到 3 小时或者每周累计达到 20 小时，预防近视的效果明显。

4. 运动对办公一族有什么好处?

多参加体育运动，如打乒乓球、踢足球等，这类运动能够让眼球不断追随目标转动，使睫状肌不断地放松与紧张，可以促进眼部新陈代谢，从而减轻眼疲劳。

（四）营养膳食

1. 青少年如何从饮食上防控近视?

近视和饮食有一定的关系，过多食用甜食或高脂肪的食物，缺乏一些微量元素，容易发生近视。不偏食，营养均衡才能使身体和眼睛健康发育。

2. 爱吃甜食对眼睛有什么危害?

（1）长期过量食用甜食会导致近视。肾脏在排出葡萄糖的同时，对钙离子的滤过率也随之增加，血液中钙含量减少。人体缺钙可使眼球巩膜弹性降低、作用减退，睫状肌难以放松，晶状体受压前凸，眼球前后径拉长，最终发展为近视。此外，过量食用甜食会导致血糖升高，血浆渗透压上升，房水和晶状体的渗透压也随之升高，引起晶状体凸度和屈光力增加，近视随之而来。

（2）长期过量食用甜食还可能导致视神经炎。维生素 B_1 是视觉神经的营养来源之一，因此，它的缺乏是视神经炎的重要诱因。而糖分在体内代谢需要消耗大量维生素 B_1，经常大量进食甜食，眼睛不仅容易疲劳，视神经还会因此营养短缺。维生素 B_1 缺乏时，体内碳水化合物的氧化会受到影响，不完全氧化物滞留于血液内，对视神经产生一定的毒害作用，进而容易诱发或加重视神经炎。

3. 护眼的营养素有哪些?

（1）维生素 A。眼的光感受器是视网膜中的视杆细胞和视锥细胞，这两种细胞都存在有感光色素，即感弱光的视紫红质和感强光的视紫蓝质。视紫红质与视紫蓝质都是由视蛋白与视黄醛构成的。维生素 A 充足，视紫红质的再生快而完全，暗适应恢复时间短；反之，维生素 A 不足，暗适应恢复时间长，严重时可产生夜盲症。五颜六色的水果和蔬菜，如胡萝卜、红薯等所含的 β-胡萝卜素，在人体内可转化为维生素 A。动物内脏及鸡蛋、鱼肉、牛奶等也是维生素 A 的来源。建议每天摄入 0.8 mg 维生素 A，一个中等大小的胡萝卜可提供 0.4 mg，一个大红薯约提供 0.2 mg。

（2）叶黄素。叶黄素一般在绿叶蔬菜中都含有。叶黄素本身是一种抗氧化物，可以抵抗蓝光等的光氧化和光破坏，对眼睛的晶状体和视网膜起保护作用；也是构成人眼视网膜黄斑区域的主要色素，能提高黄斑色素密度，促进黄斑发育，增强视力；对预防黄斑变性及视网膜色素变性也有一定预防作用；并有缓解视疲劳的功效。绿色蔬菜中羽衣甘蓝的叶黄素最多，每 100 g 中约有 11.4 mg。菠菜是另一个很好的来源，每 100 g 中含有 7.9 mg 叶黄素。建议每天摄入 15 mg 左右的叶黄素，也就是吃一个甘蓝就足够了，也可以选择保健品类叶黄素服用以代替。

（3）锌。锌是维持人体健康所必需的元素，有促进维生素 A 吸收的作用。维生素 A 平时储存在肝脏中，当人体需要维生素 A 时，锌可以起"动员"工作，将维生素 A 输送到血液中，以增强视觉神经的敏感度。瘦肉、谷类、牡蛎、蟹、种子和沙丁鱼都是锌的重要来源，其中牡蛎的含锌量最高。建议每日摄入 10 mg。120 g 沙丁鱼含 2.6 mg 锌，全谷物早餐可提供约 0.7 g。

（4）花青素。花青素属于生物类黄酮物质，而黄酮物质最主要的生理活性功能是自由基清除和抗氧化。因此，花青素可以起到维护视觉健康、增进微细血管循环、保护微血管的作用，从而预防重度近视及视网膜脱离的产生。蓝莓中的花青素可促进视网膜细胞中视紫质的再生成，保护视网膜细胞免受老化和光照引起的伤害，增进视力。一些研究还表明，花青素的色素可以减缓与年龄相关的黄斑变性和白内障。推荐食物：蓝莓、黑莓。建议一天大概两把蓝莓或四匙黑莓即可。

（5）不饱和脂肪酸。$\omega-3$ 脂肪酸是必需脂肪酸，由于身体无法大量合成，因此必须从膳食中摄入，才能使身体发挥最佳功能。$\omega-3$ 脂肪酸可促进视觉功能发育，其在视网膜中的含量高，比例约占 50%，可维持光敏细胞的正常功能，此外，还有促进心血管健康的作用。推荐食物：深海鱼类、奇亚籽、亚麻籽、海藻。建议每周至少吃一次深海鱼等油性鱼类。

·第六篇·
人工智能与眼科未来

一、人工智能

（一）人工智能的定义

1. 什么是人工智能？

简单来讲，人工智能（artificial intelligence，AI）是计算机科学的一个分支。人工智能科学指的是研究和开发类人思考的智能理论、方法、技术及应用的工程学科。

2. 什么是机器学习？

机器学习是人工智能的一个分支。机器学习算法是一类从数据中自动分析获得规律，并利用规律对未知数据进行预测的算法，即"从数据中来，到数据中去"。因为学习算法中涉及大量的统计学理论，机器学习与推断统计学联系尤为密切，也被称为统计学习理论。

3. 什么是深度学习？

深度学习是机器学习领域近年来产生的一个新的研究方向，是一种以"人工神经网络"为架构，对数据进行表征学习的算法。它被引入机器学习，使其更接近于最初的目标——人工智能。

4. 人工智能的热门应用领域有哪些？

人工智能的热门领域有七个：

（1）个人助理（智能手机上的语音助理、语音输入、家庭管家和陪护机器人）。

（2）安防（智能监控、安保机器人）。

（3）自驾领域（智能汽车、公共交通、快递用车、工业应用）。

（4）医疗健康（医疗健康的监测诊断、智能医疗设备）。

（5）电商零售（仓储物流、智能导购和客服）。

（6）金融（智能投顾、智能客服、安防监控、金融监管）。

（7）教育（智能评测、个性化辅导、儿童陪伴）。

(二) 医学人工智能的发展

1. 医学人工智能就是机器人医生吗?

不是。机器人学是人工智能在医学的关键发展领域之一。医学人工智能指的是将机器学习等技术应用于医学数据所产生的理论、方法、算法等。在医疗领域,人工智能技术主要在计算机视觉、自然语言处理等方面有深度的发展,对应产生了诸如智能影像检查算法、智能电子病历算法等应用实体。当这些算法与硬件实体如医学检查设备结合后,方成为机器人医生。

2. 人工智能为什么会在医学领域得以发展?

高分辨率医疗成像、具有持续的生理指标输出的生物传感器、基因组测序和电子病历正大规模地生成医疗数据。仅靠人类显然已经难以分析如此巨量的数据,因此必须引入机器辅助完成这些任务。另外,基于医疗发展水平不一、医疗资源分配不均这些事实,深度学习有潜力解决临床中诊治错误、资源浪费、工作低效等问题,使高水平的临床决策能覆盖更广泛的区域,并提高医疗服务的效率。因此,人工智能在医学领域的发展势在必行。

3. 目前医学人工智能应用最火爆的是哪些方面?

在医学领域,人工智能开始在 3 个层面产生影响:一是临床层面,人工智能主要通过快速、准确的图像解读辅助医生进行诊治;二是健康系统层面,人工智能可优化医疗工作流程,降低医疗错误的发生;三是患者层面,人工智能辅助患者处理和解读自身医疗数据,使患者对自身情况有更清晰的理解并进行自我干预,从而提升健康状况。

4. 未来医学人工智能的发展趋势是什么?

(1) 医学人工智能将改变中国的现有医疗模式。人工智能可以让看病更简单、更高效,费用更低。医生可以把主要精力放在疾病治疗和医学发展上。

(2) 医学人工智能将融入医护人员的临床业务流程。人工智能的关键不是数据,而是让医务人员起作用。实际上,从技术层面看,医学人工智能也的确离不开医生的参与。除了 AI 模型训练等环节需要医生深度参与，机器学习和深度学习方法本身也具有很大的局限性，需要大量人工标注。只有借助医生的智慧和经验才能有效利用数据，包括低质量的数据。

（3）医学人工智能促使医院中计算机、数学等专业的人才集聚。

（4）医学人工智能的准入及监管标准将会逐步规范。当前医学人工智能产品的准入门槛、审评测评、商业模式等有待进一步明确。目前，我国糖尿病视网膜病变诊断软件、CT 肺结节辅助诊断软件等人工智能医疗器械产品正在进行研究申报，但距离获得第三类医疗器械注册证还有很远的路。

（三）计算机视觉与医学

1. 人类视觉是什么？

视觉是通过视觉系统的外周感觉器官（眼）接受外界环境中一定波长范围内的电磁波刺激，经中枢有关部分进行编码加工和分析后获得的主观感觉。80% 以上的外界信息经视觉获得，因此视觉被认为是人类以及某些动物最重要的感觉。人眼是视觉产生的起始部位，可分为具有感光细胞（视杆细胞和视锥细胞）的视网膜的感光系统和通过角膜、房水、晶状体和玻璃体进行光的折射的折光系统两部分。

2. 计算机视觉是什么？

计算机视觉通俗理解就是机器看东西。因为内在的平台还是计算机，所以叫计算机视觉。严格意义上，计算机视觉主要指的是对图像和视频数据的处理技术，目前主要包括对象分类、检测和分割等任务。举个例子，这些任务可以用于确定患者眼底彩照中是否含有恶性肿瘤、恶性肿瘤的位置在哪里、边界是怎么样的。

3. 人类视觉和计算机视觉有什么关系？

人类视觉是通过折光系统（角膜、房水、晶状体和玻璃体）获取图像，感光细胞（视杆细胞和视锥细胞）处理图像，视觉中枢（视皮质）识别图像。计算机视觉系统获取和处理图像的过程与人类相似，即通过镜头获取图像，感光元件处理图像。随着深度学习发展，计算机视觉的图像识别能力得到了极大提高，结构和功能类似视皮质的卷积神经网络，由一系列类似于动物视觉皮层的处理层组成，它通过函数将输入图像转换为输出结果。

4. 人类视觉丧失是否可以由计算机视觉代替？

可以。目前多家公司均开始研发智能眼镜，旨在帮助数以百万计的视觉受损人士恢复视力。目前，智能眼镜主要辅助视觉受损人士进行日常路线的导航，其实现原理类似于车辆的自动驾驶，通过眼镜的视觉识别摄像头捕捉信息，后台进行深度学习，再利用定位系统（GPS）和惯性导航来记忆步伐和路线，并且能够用语音提示路线上已经标注出来的建筑物、商店等信息。通过反复学习和识别后，某一段路程的导航会越来越精准。

5. 计算机视觉在哪些医学学科得到了有效应用？为什么？

主要包括皮肤科、眼科、放射科和病理科，因为这些学科常见诊断主要通过图像及视频的形态特征决定。

6. 计算机视觉在医学领域的工作能力如何？

随着深度学习技术发展，在各种诊断任务中，计算机视觉的深度学习模型已经达到了医师水平的准确性，包括识别黑色素瘤和良性的痣、识别糖尿病视网膜病变、眼底检查转诊存在心血管风险的患者、影像学检查发现乳腺病变、核磁共振进行脊柱分析等。

7. 计算机视觉在医学领域的不足是什么？

首先，与人类相比，深度学习模型一个主要的限制是缺乏病史信息，即只能基于输入模型的图像或视频进行诊断。而在真实临床工作中，医生除了可以查阅医学图像，还能了解患者的病史、既往诊疗经过等信息。

其次，建立一个优秀的深度学习模型往往需要足够大的标记的数据集，从而使模型能在实际临床工作中，遇到没有学习过的病历时，有较好的泛化性（即模型能够正确分类训练集之外新的、未知的数据的能力），从而做出正确的诊断。拥有好的泛化性对模型十分重要，例如我们要训练一个人工智能模型进行"树叶"的图像识别，泛化过度会导致人工智能误以为绿色的物品都是"树叶"，泛化不足会导致模型误以为"树叶"都有锯齿，而错误地将没有锯齿的树叶归类为"非树叶"（因为训练集中出现的树叶大多有锯齿）。足够大的标记的数据集往往需要大量的数据基础以及人工标注，因此也在一定程度上限制了计算机视觉在医学中的发展。随着计算机科学的发展，数据增强技术和非监督学习被认为可以改善此局限性。

（四）自然语言处理与医学

1. 自然语言处理是什么？

自然语言处理主要指分析文本和语音以推断词句的意思，包括语言翻译、文本生成和图像字幕等任务。

2. 自然语言处理在哪些医学领域得到了有效应用？为什么？

随着深度学习技术的发展，自然语言处理主要在电子病历领域得到了有效应用，这是因为近年来电子病历在全球范围内的普及为模型训练提供了大量有效样本。通过模型训练，模型可以推断出高水平的医学问题，比如："患者目前存在哪些阳性体征？""患者目前主要存在哪些诊断？""有什么可以考虑的干预手段？"

（五）强化学习与医学

1. 强化学习是什么？

强化学习也是人工智能领域一个新的研究方向。强化学习指的是在计算机与环境自身交互下，通过尝试、失败再尝试的迭代反馈回路训练，使计算机掌握特定任务的技术，并优化自身表现的过程。

2. 强化学习可能在哪些医学领域得到有效应用？为什么？

一个可能得益于强化学习的医疗领域是机器人辅助技术，比如完成缝合与打结等高度重复和耗时的外科任务。目前机器人辅助技术在很大程度上取决于外科医生遥控操作引导机器人，深度学习可以通过结合计算机视觉和强化学习，让机器人感知外科手术环境，并学会在考虑常见外部约束的情况下，寻找打结和缝合的最优轨迹。

3. 强化学习在医学领域发展中遇到的最大障碍是什么？

构建手术机器人遇到的最大挑战是数据收集，模仿学习需要大量的训练数据集，鉴于许多手术是精细且独特的，仍然难以收集足够多的数据用于模型训练。另外，不可能在真人身上让人工智能进行手术尝试，目前也无法提供一个可以让强化学习尝试足够多次数而且足够接近真实人体情况的模拟手术环境。

（六）医学人工智能临床研究

1. 常见的人工智能验证手段有哪些？

常见的人工智能验证手段包括内部验证和外部验证。内部验证指用开发过程中使用的数据对模型性能进行评估，外部验证指对开发过程中未使用的单独数据进行模型性能评估，临床研究就是一种有效的外部验证手段。

2. 为什么要进行医学人工智能临床研究？

随着深度学习的发展，人工智能模型在医学影像等领域蓬勃发展，专业杂志中发表的相关研究论文也越来越多。媒体也关注到了这一领域的热度，并撰写新闻稿件声称人工智能模型性能远超医生。然而，这些新闻大多只是简单地截取论文中的模型表现结果部分的数据，选择性忽略取得这些结果的研究方法、实验限制条件以及偏倚风险，夸大人工智能模型的应用场景和在真实世界中的效果，而未经过真实世界中严格的临床审查。因此，人工智能模型需要详细报告模型的开发及验证过程，并通过透明的前瞻性随机临床试验评估模型在现实世界的有用性，从而甄别噱头与炒作，减少研究浪费，保护患者健康安全。

3. 医学人工智能临床研究现状如何？

2020 年 3 月 *BMJ* 发表论文，系统性地回顾了 2019 年 6 月以前的医学人工智能临床试验。首先，只有 10 项医学影像深度学习正在进行或完成了相关随机临床试验。尽管至少 16 种医学影像深度学习算法获得了美国营销食品和药物管理局（FDA）的批准，但是只有 1 个算法在美国进行了随机试验注册。其次，对于 81 项非随机性研究而言，只有 9 项临床研究是具前瞻性的，其中 6 项是在现实世界临床环境中进行的。因此，在医学人工智能研究火热进行的大环境下，模型投入临床使用前仍需要在有严格证据基础的情况下，通过有效临床研究明确模型性能，并及时改进模型设计，鼓励数据和代码共享，提升报告透明度。

4. 全球第一个已完成的随机临床试验是什么？

全球第一个已完成的随机对照临床试验是中山眼科中心刘奕志、林浩添眼科人工智能团队牵头完成的先天性白内障人工智能诊断决策模型。该模型部署于全球首个人工智能门诊，研究者利用大规模的真实临床患者对模型进行评估。研究团队通过把入组的儿童患者随机分成两组，分别进入人工智能门诊和具有 5 年临床经验的人类眼科医生接诊的专科门诊接受诊断，对比两组医生对先天性白内障诊断的准确性。此外，研究人员还对两组诊断过程的耗时进行计算，以及通过调查问卷调查参与者的主观体验。对比发现，AI 系统在真实临床门诊中对先天性白内障的诊断准确率为 87.4%，耗时明显比人类医生短，而且参与者对人工智能门诊的体验满意度较高。此研究在《柳叶刀》子刊 Eclinical Medicine 上发表，并被中国卫生健康委等单位评为 "2019 年度中国十大医学科技新闻" 之一。

二、眼科人工智能

（一）眼科人工智能的发展

1. 医学人工智能在眼科的发展现状如何？

在眼科，人工智能的重大进展以计算机视觉为主。包括前瞻性临床试验在内的新研究表明，深度学习模型在检测糖尿病视网膜病变、青光眼、老年性黄斑变性（AMD）、早产儿视网膜病变、屈光不正以及从数字眼底照片中识别心血管危险因素和疾病方面是准确和有效的。

除了疾病筛查，研究者们还越来越多地使用深度学习模型来识别视网膜疾病的特征、进展和治疗反应，如使用光学相干断层扫描判断新生血管 AMD 和糖尿病黄斑水肿。在眼科，使用自然语言处理电子健康病历的相关研究有限，截至 2019 年 4 月，没有前瞻性研究证明深度学习模型可以预测临床眼病的发展。

2. 是否有通过文本信息预测临床眼病发展的人工智能模型？

有，相较深度学习模型，以传统机器学习模型较为多见。如中山眼科中心研发的随机森林模型，可以通过连续两次随访验光结果预测未来 10 年内度数变化，评估发生高度近视的风险大小，为青少年眼健康保驾护航。

3. 人工智能如何改善眼科的诊疗模式？

为了通过人工智能改善临床诊疗模式，中山眼科中心大数据与人工智能科创立了智能门诊和专科、人工智能的新型三级体系。以中山眼科中心白内障诊所为例，在第一级，用户通过移动设备提交人口统计学资料、视力和简要病历的信息，以进行自我管理。在第二级，将基于自我管理的可疑病例转诊给基于社区的医疗机构，通过裂隙灯显微镜获得前节图像。白内障 AI 模型通过全面的评估，将所有获得的信息保存在联网的数据库中。在第三级，如果白内障 AI 模型确定白内障为"转诊"，则触发快速通知系统，并将通知发送给医院的医生，患者可以联系对应医生安排就诊。按照此模式初步估计，1 年中 1 名眼科医生可以为 40 806 人提供服务。

（二）眼科人工智能的构建

1. 以医学图像为例，构建人工智能系统通常需要什么步骤？

由于眼科疾病主要以形态学诊断为主，因此常见的眼科人工智能模型通常以医学图像作为输入。构建一个眼科医学图像的深度学习系统通常包括十个步骤：

（1）确定一个临床未完成的研究问题。

（2）选择数据集，并拆分成训练、验证和测试集。

（3）选择卷积神经网络，例如 AlexNet、VGGNet、ResNet、DenseNet 等。

（4）选择软件框架，构建深度学习模型，如 Keras、TensorFlow、Python 等。

（5）使用转移学习，对模型进行预训练。

（6）利用反向传播进行调优模型。

（7）数据集特征的报告，包括基于患者及图像的人口学信息统计及疾病特征统计。

（8）在本地和外部验证数据集上报告诊断性能曲线下面积、敏感性和特异性、准确性。

（9）使用热图解释模型黑箱关注的诊断特征（遮挡试验、注意图、梯度法等）。

（10）通过临床试验验证现实世界模型性能。

2. 构建一个简单的图像诊断深度学习模型需要什么条件?

一般需要两个基本条件：卷积神经网络和数据集，我们可以理解为一个大脑和一本习题集。

3. 卷积神经网络是什么?

卷积神经网络（convultional neural network，CNN）是计算机视觉常见的深度学习网络，我们所熟知的用于诊断糖尿病视网膜病变的模型就是基于 CNN 构建的。CNN 相当于一个学生的大脑，由一系列类似于动物视觉皮层的处理层组成，它通过函数将输入图像转换为输出结果。

广义上，CNN 可以分为输入层、隐藏层和输出层。①输入层指定了输入的宽度、高度和通道数。②隐藏层通常由卷积层、池化层、完全连接层和归一化层组成，对于不同的 CNN，隐藏层的数量会有所不同。③卷积层是 CNN 的核心模块，通过特征检测的一组滤波器来转换输入数据。滤波器通过处理输入图像以产生特征映射为输出。池化的目的是减少每个特征映射的维数，使其在空间上具有一定的不变性，并保留最重要的信息。全连通层的目的是利用这些高级特征将输入图像分类为基于训练数据集的各类，然后，进行反向传播来计算模型权重，并使用梯度下降来更新所有滤波器和参数值，以最小化输出误差。这一过程将在模型训练过程中重复多次。

4. 数据集在构建深度学习模型中的作用是什么?

我们将构建深度学习模型的数据集理解为培养一个高中生经历的

所有知识题目。

深度学习模型的训练和开发阶段通常需要训练、验证和测试数据集，相当于高中生平时训练做的练习题、月考题和高考题。这些数据集中的数据不得交叉，即其中一个数据集（如训练集）中的图像不得用于任何其他数据集（如验证机）。理想情况下，这种非交叉应该拓展到患者层面，正如高考题应该是原创的题目一样。

训练数据集：深层神经网络的训练通常是从训练数据集中随机抽样的子集进行的。训练数据集是通过反向传播来优化模型权重的方法。

验证数据集：验证用于参数选择和调优，理想的验证结果是停止训练的指示条件。

测试数据集：人工智能模型报告的最终性能应该使用测试数据集上的结果来计算。重要的是使用独立的数据集来测试 AI 系统，包括使用不同的设备拍摄的图像、不同种族的患者图像和不同临床场景下拍摄的图像。这将反映模型在实际临床中的通用性。

5. 常见的模型评估指标有哪些?

以最常见的二分类的图像分类任务为例，图像深度学习模型的评估指标主要包括曲线下的面积（area under the curve，AUC）、灵敏度和特异度。为了确定人工智能系统的真实性能，必须使用预先设定的操作阈值来报告测试数据集的 AUC。除 AUC 外，其他参数应包括灵敏度、特异度。此外，许多研究将准确性作为主要的测量结果之一。与 AUC 相似，准确性的报告可能是过于乐观的。比如，如果数据集只包含少数阳性图像，尽管灵敏度将非常差，但报告的特异性将很高。基于以上这些原因，人工智能研究应将 AUC、灵敏度和特异度均做报告。

(三) 权威的医学人工智能模型

已通过同行评审的高质量权威医学人工智能模型主要包括十种:

（1）基于眼底彩照的糖尿病视网膜病变诊断系统。

（2）基于眼底彩照的早产儿视网膜病变诊断系统。

（3）基于眼底彩照的老年性黄斑病变诊断系统。

（4）基于裂隙灯照片的白内障诊断系统。

（5）基于裂隙灯照片的眼表疾病诊断系统。

（6）基于 OCT 的视网膜疾病诊断系统。

（7）基于广域眼底彩照的视网膜疾病诊断系统。

（8）基于角膜地形图的激光手术决策系统。

（9）基于序列验光结果的近视预测系统。

（10）基于视频的婴幼儿视力评估系统。

（四）眼科人工智能在临床实践中的潜在挑战

1. 眼科人工智能在临床实践中存在哪些潜在挑战？

虽然眼科是人工智能在医学领域发展较快的学科，但仍存在许多挑战。

（1）深度学习在眼部疾病模型构建中需要大量的图像。各医院数据共享是增加模型训练样本量的一种方法，然而，单纯增加训练样本量并不一定能提高模型的性能。例如，从健康受试者中添加大量样本很可能不会改善模型对疾病的分类能力。

（2）当数据在不同的医院之间共享时，需要考虑患者隐私保护规则。这些可能在不同的国家之间有所不同，虽然它们的目的是确保患者的隐私，但它们有时会对有效的研究构成障碍。一般来说，图像和所有其他与患者有关的数据需要匿名，且在共享之前必须尽可能征得患者的同意。因此，全世界所有人工智能研究组都应继续合作，以克服这一障碍，旨在利用大数据的力量，促进科学研究的推进。

（3）数据共享有时会受限于担心竞争对手抢先发布相关成果。

（4）虽然如糖尿病视网膜病变等疾病的图像数量足以训练网络，但罕见病病例缺少是影响相关模型构建的问题。一种方法是通过生成模型创建模拟疾病的图像，目前的研究尚未验证其有效性和可靠性。

（5）缺乏深度学习算法的相关伦理问题和法律法规。首先，数据采集、产品开发和临床部署阶段均待建立相关法规。其次，慎重考虑在医疗算法中建立的种族偏见，特别是当各类种族数据集在训练中分类不均而导致医疗服务质量因种族而异。此外，需要严格对待报告的模型性能指标，以更好地为患者提供临床服务。

2. 眼科人工智能可以替代医生吗？

深度学习模型仍不能替代医疗专家。根据目前的前瞻性临床试验表明，已有深度学习模型虽然在时间效率上优于医生，但仍在表现上有所不足，目前主要以辅助医生诊断为主。人工智能只能完成没有足够医生完成的单一任务，却不能代替医生完成临床诊疗过程中综合思考的过程。提升深度学习模型在综合诊断、分类和进展分析方面的潜力，仍是未来的一个重大挑战。

三、眼科未来

1. 未来可能的眼科人才培养模式是什么？

发展需要人才。眼科未来的人才培养会随着人工智能和大数据技术的发展，更加注重培养眼科研究生的数据应用能力和算法能力，将会拥有越来越多眼科和计算机双背景的人才。人才培养离不开平台建设，未来会有更多计算机实力强大的院校和企业与眼科学界携手，共建科研平台和人才梯队。

2. 未来的手术培训模式是怎样的？

随着增强现实技术的发展，国内现已有多家医院和医疗机构利用眼外科手术模拟训练系统进行显微眼科手术的规范性培训，基于 VR 设备的交互式手术教学系统也在加速开发中，VR 和 AR 将逐步成为医疗培训的常规使用手段。

3. 未来可能的眼科诊疗范围是什么？

未来眼科诊疗将光明的火种带到中国各地，以及"一带一路"沿线国家。近年来，中山眼科中心陈伟蓉教授带领团队实施公益救治，到瓦努阿图、萨摩亚、斐济、汤加等 8 个国家为白内障患者送光明，行程约 16 万千米，相当于绕地球 4 圈；还授人以渔，带教外国徒弟，实现未来眼健康公益事业可持续发展。

4. 干细胞与再生医学将如何改变眼科?

干细胞与再生医学领域的国际竞争日趋激烈,已成为衡量一个国家生命科学与医学发展水平的重要指标。目前眼科干细胞在角膜、晶体、眼底等领域均取得了卓越进展。中山眼科中心刘奕志和林浩添教授作为第一作者研发的白内障新疗法成功应用于临床,被 *Nature Medicine* 评为"2016 年生命医学的八大突破性进展之一"。未来干细胞与再生医学将改变传统眼科诊疗手段,对眼科疾病的机制研究和眼科临床诊疗工作带来革命性变化。

5. 分子靶向研究将如何改变眼科?

随着人类全基因组测序的完成及分子生物学技术的迅猛发展,精准医疗的概念逐步被提出。对于致病基因明确的遗传性疾病,基因治疗可能是最有价值的治疗方法。临床开展儿童先天性疾病的病因学探究和治疗前景评估,是未来主流的儿童先天性眼病研究方向。

· 参考文献 ·

[1] 吴小明, 李安明. 我国健康管理的现状与思考 [J]. 卫生经济研究, 2009 (5): 38 – 39.

[2] 夏晓莉. 健康教育及健康管理的重要意义 [J]. 吉林医学, 2009, 30 (16): 1867.

[3] 陈霄, 杨志敏. 健康管理的研究进展与展望 [J]. 医学信息学杂志, 2010, 31 (4): 1 – 5.

[4] 刁红星, 林智. 眼健康管理 [M]. 北京: 人民卫生出版社, 2017.

[5] 眼健康管理模式专家研讨会. 眼健康管理专家共识: 2017 [C/OL]. (2017 – 11 – 05) [2020 – 5 – 15]. http://training. eyescare. cn/v_ 1/4220. aspx.

[6] 中华人民共和国国家卫生健康委员会. 国家卫生计生委关于印发"十三五"全国眼健康规划 (2016—2020 年) 的通知 [EB/OL]. (2016 – 11 – 09) [2020 – 05 – 10]. http://www. nhc. gov. cn/wjw/ghjh/201611/9463afb00ac84910bb3c22f8629cf90a. shtml.

[7] 张迎新. 全面关注眼健康 打造个性化管理服务: 记中山眼科技术培训中心返校日活动 [J]. 中国眼镜科技杂志, 2017 (15): 43.

[8] 张斓, 黄建始, 王煜, 等. 中国健康管理相关机构现状调查: 2007—2008 [J]. 中华健康管理学杂志, 2009 (4): 210 – 215.

[9] 中华人民共和国卫生部. 全国防盲治盲规划: 2012—2015 年

[J]．中国实用乡村医生杂志，2012，19（20）：6 – 8.

[10] 中共中央　国务院印发《"健康中国2030"规划纲要》[EB/OL]．（2016 – 10 – 25）[2020 – 4 – 20]．http：//www．gov．cn/xinwen/2016 – 10/25/content_ 5124174．htm.

[11] 国家卫生和计划生育委员会．"十三五"全国眼健康规划：2016—2020年 [J]．中华眼科杂志，2017，53（7）：484 – 486.

[12] 李洪阳，周铁虹，王雅文．北美视光学院教育现状 [J]．中国实用眼科杂志，2003（5）：330 – 332.

[13] 王媛媛，陈思思，瞿佳．国内外眼视光学教育中光学教育的研究 [J]．科技成果管理与研究，2019（6）：41 – 44.

[14] 刘祖国，陈翔，林智，等．我国眼科视光学教育的现状与思考 [J]．中国高等医学教育，2004（6）：21 – 22，24.

[15] 赵堪兴，杨培增．眼科学 [M]．8版．北京：人民卫生出版社，2013.

[16] 葛坚，王宁利．眼科学 [M]．3版．北京：人民卫生出版社，2015.

[17] 王勤美．眼视光特检技术 [M]．北京：高等教育出版社，2005.

[18] 管怀进．眼保健与眼病预防 [M]．北京：高等教育出版社，2005.

[19] 宋慧琴．眼应用光学基础 [M]．北京：高等教育出版社，2005.

[20] 刘晓玲．验光技术 [M]．2版．北京：高等教育出版社，2015.

[21] 瞿佳，吕帆．眼视光学：上、下册 [M]．北京：人民卫生出版社，2018.

[22] 朱世忠．眼镜光学技术 [M]．北京：人民卫生出版社，2012.

[23] 梅颖，唐志萍．视光医生门诊笔记 [M]．北京：人民卫生出版社，2017.

[24] 瞿佳，陈浩. 眼镜学 ［M］. 3 版. 北京：人民卫生出版社，2017.

[25] 杨智宽. 临床视光学 ［M］. 2 版. 北京：科学出版社，2014.

[26] 王宁利. 同仁视光与配镜实用技术 ［M］. 3 版. 北京：人民军医出版社，2013.

[27] 瞿佳. 眼视光学理论和方法 ［M］. 3 版. 北京：人民卫生出版社，2018.

[28] 赵堪兴. 斜视弱视学 ［M］. 2 版. 北京：人民卫生出版社，2018.

[29] 王光霁. 双眼视觉学 ［M］. 3 版. 北京：人民卫生出版社，2018.

[30] 赵家良. 眼视光公共卫生学 ［M］. 3 版. 北京：人民卫生出版社，2017.

[31] 周翔天. 低视力学 ［M］. 3 版. 北京：人民卫生出版社，2017

[32] 刘党会. 眼视光器械学 ［M］. 3 版. 北京：人民卫生出版社，2018.

[33] 李筱荣. 眼病学 ［M］. 3 版. 北京：人民卫生出版社，2017.

[34] 刘祖国. 眼科学基础 ［M］. 3 版. 北京：人民卫生出版社，2018.

[35] 吕帆. 接触镜学 ［M］. 3 版. 北京：人民卫生出版社，2017.

[36] 曾骏文. 眼视光应用光学 ［M］. 2 版. 北京：人民卫生出版社，2017.

[37] 王勤美. 屈光手术学 ［M］. 3 版. 北京：人民卫生出版社，2017.

[38] 中华医学会眼科学分会眼视光学组，中国医师协会眼科医师分会眼视光学专业委员会. 儿童青少年近视普查信息化管理专家共识：2019 ［J］. 中华眼视光学与视觉科学杂志，2019，21（1）：9 - 13.

[39] 中华医学会眼科学分会眼视光学组，中国医师协会眼科医师分

会眼视光学专业委员会. 儿童青少年近视普查中检测设备和设置标准化专家共识：2019 ［J］. 中华眼视光学与视觉科学杂志，2019，21（1）：5－8.

［40］中华医学会眼科学分会眼视光学组. 儿童屈光矫正专家共识：2017 ［J］. 中华眼视光学与视觉科学杂志，2017，19（12）：705－710.

［41］中华医学会眼科学分会. 我国眼科学近五年十大研究进展 ［J］. 中华眼科杂志，2014，50（8）：606－609.

［42］瞿佳. 重视高度近视防控的专家共识：2017 ［J］. 中华眼视光学与视觉科学杂志，2017，19（7）：385－389.

［43］中华医学会眼科学分会斜视与小儿眼科学组. 弱视诊断专家共识：2011 年 ［J］. 中华眼科杂志，2011，47（8）：768.

［44］中华人民共和国国家卫生和计划生育委员会. 近视防治指南 ［J］. 中国实用乡村医生杂志，2018，25（8）：1－4.

［45］中华人民共和国国家卫生和计划生育委员会. 弱视诊治指南 ［J］. 中国实用乡村医生杂志，2019，26（2）：3－5.

［46］杨文利. 临床眼超声诊断学 ［M］. 北京：科学技术文献出版社，2019.

［47］袁援生，陈晓明. 现代临床视野检测 ［M］. 北京：人民卫生出版社，1999.

［48］孙旭光. 活体角膜激光共聚焦显微镜图谱 ［M］. 北京：人民军医出版社，2014.

［49］周俊. 三种双眼视功能障碍的鉴别诊断及处理方法 ［J］. 国际眼科杂志，2018，18（7）：1245－1246.

［50］余敏斌，李劲嵘. 青光眼药物治疗的新概念 ［J］. 中华眼科杂志，2006，42（3）：283－288，290.

［51］布雷，蒙迪诺. 葡萄膜炎和免疫异常 ［M］. 刘虎，梁舒，译. 沈阳：辽宁科学技术出版社，2016.

［52］加尔格. Wills 临床眼科彩色图谱及精要：葡萄膜炎 ［M］. 2 版. 杨培增，等译. 天津：天津科技翻译出版有限公司，2015.

［53］杨培增. 临床葡萄膜炎［M］. 北京：人民卫生出版社，2004.

［54］杨培增，叶俊杰，杨柳，等. 我国急性前葡萄膜炎临床诊疗专家共识：2016 年［J］. 中华眼科杂志，2016，52（3）：164 – 166.

［55］邵毅. 炎症性眼病系统性评估及治疗规范：2018 专家共识解读［J］. 眼科新进展，2019，39（2）：101 – 104.

［56］赵潺. 解读 SHARE 倡议和 ACR/AF 关于 JIA 相关葡萄膜炎的最新治疗共识［J］. 中国斜视与小儿眼科杂志，2019，27（3）：1 – 4.

［57］褚仁远. 眼病学［M］. 北京：人民卫生出版社，2004.

［58］张承芬. 眼底病学［M］. 2 版. 北京：人民卫生出版社，2010.

［59］文峰，吴德正，姜利斌，等. 单纯型高度近视黄斑出血的眼底特征分析［J］. 中国实用眼科杂志，2002，20（2）：111 – 113.

［60］彭尼. 眼眶病与整形［M］. 钱江，袁一飞，译. 上海：上海科学技术出版社，2005.

［61］宋国祥. 眼眶病学［M］. 2 版. 北京：人民卫生出版社，2010.

［62］高占国. 眼眶病临床实践与思考［M］. 北京：人民卫生出版社，2014.

［63］肖利华. 现代眼眶病诊断学［M］. 北京：北京科学技术出版社，2006.

［64］肖利华，宋国祥. 眼眶病的研究进展［J］. 中华眼科杂志，2005（8）：739 – 742.

［65］中华医学会眼科学分会眼整形眼眶病学组. 中国单侧眼内期视网膜母细胞瘤诊疗专家共识：2019 年［J］. 中华眼科杂志，2019，55（4）：250 – 254.

［66］中华医学会眼科学分会眼整形眼眶病学组. 我国睑板腺癌临床诊疗专家共识：2017 年［J］. 中华眼科杂志，2017，53（6）：413 – 415.

［67］葛均波，徐永健. 内科学［M］. 8 版. 北京：人民卫生出版社，2013.

[68] 徐瑜，毕宇芳，王卫庆，等．中国成人糖尿病流行与控制现状：2010年中国慢病监测暨糖尿病专题调查报告解读 [J]．中华内分泌代谢杂志，2014，30（3）：184-186.

[69] 钟勇．甲状腺相关性眼病 [J]．中国临床医生，2005，33（11）：9-11.

[70] 徐亮．低视力学 [M]．2版．北京：人民卫生出版社，2011.

[71] 王思慧，谢培英．低视力学 [M]．北京：北京大学医学出版社.2003.

[72] 孙葆忱，胡爱莲．临床低视力学 [M]．北京：人民卫生出版社，2013.

[73] 杜蓓，魏瑞华，李筱荣．临床低视力技术与应用 [M]．天津：天津科技翻译出版有限公司，2018.

[74] 孙葆忱．低视力患者生存质量与康复 [M]．北京：人民卫生出版社，2009.

[75] 李筱荣，吴淑英．实用低视力学 [M]．天津：天津科技翻译出版有限公司，2016.

[76] 吴淑英，郭源芬，李筱荣．儿童低视力保健学 [M]．天津：天津科技翻译出版有限公司，2007.

[77] 中国就业培训技术指导中心．眼镜验光员：高级 [M]．北京：中国劳动社会保障出版社，2008.

[78] 中国就业培训技术指导中心．眼镜验光员：技师、高级技师 [M]．北京：中国劳动社会保障出版社，2008.

[79] 刘长辉，魏栋栋，梁玲．佩戴减少周边远视离焦眼镜对近视儿童眼部参数的影响 [J]．国际眼科杂志，2019，19（5）：878-880.

[80] 蓝卫忠．正确用眼的重要性 [J]．中国眼镜科技杂志，2017（17）：76-78.

[81] 种德凤．周边离焦镜片的装配 [J]．中国眼镜科技杂志，2019（1）：108-109.

[82] 吕帆．接触镜学 [M]．2版．北京：人民卫生出版社，2011.

［83］谢培英. 角膜塑形镜验配技术：基础篇［M］. 北京：人民卫生出版社，2014.

［84］魏瑞华. 角膜塑形镜验配实用教程［M］. 北京：人民卫生出版社，2019.

［85］何佳佳，王雁，赵勇. 睑板腺功能障碍的物理治疗方法及其进展［J］. 国际眼科杂志. 2019，19（7）：1146－1149.

［86］洪晶. 我国睑板腺功能障碍诊断与治疗专家共识：2017 年［J］. 中华眼科杂志. 2017，53（9）：657－661.

［87］陈国玲，考欣，张晗，等. 睑板腺管按摩治疗睑板腺功能障碍的临床观察［J］. 中国医学科学院学报. 2015，37（4）：415－419.

［88］李越，董桂霞. 睑板腺按摩治疗睑板腺分泌物阻塞的护理［J］. 中华现代护理杂志. 2009（35）：3752－3753.

［89］孙心铨. 眼科激光和眼底病激光的分类、选择［J］. 眼科，1997（2）：124－126.

［90］谷万章，李雪丽，刘红，等. 浅谈眼科的激光应用［J］. 中国实用眼科杂志，2012，30（1）：16－18.

［91］李瑞峰. 眼科激光治疗学概要［M］. 人民卫生出版社，1998.

［92］瞿佳. 近视防控瞿佳 2018 观点［M］. 北京：科学技术文献出版社，2018.

［93］陈庆丰，王新梅. 爸妈有远见　孩子不近视［M］. 北京：人民卫生出版社，2019.

［94］宋秀君. 眼外伤［M］. 西安：第四军医大学出版社，2007.

［95］肖天林，吴文灿，王勤美. 眼外伤临床精粹［M］. 武汉：湖北科学技术出版社，2013.

［96］麦坎伯. 眼外伤与眼科急症处理［M］. 赵明威，译. 北京：人民卫生出版社，2001.

［97］张卯年. 军人眼外伤防治手册［M］. 北京：军事医学科学出版社，2009.

［98］戚祖敏. 激光眼科技术的应用现状及发展趋势［J］. 应用激光，

2008（5）：437 – 440.

［99］刘路宏，李莉. Nd：YAG 激光治疗后发性白内障的进展［J］. 中国激光医学杂志，2008，17（2）：133 – 136.

［100］孔佑兰. Nd：YAG 激光治疗后发性白内障的时机的探讨［J］. 眼外伤职业眼病杂志（附眼科手术），2001，23（1）：64 – 65.

［101］王光，陈晓隆. 糖尿病视网膜病变的激光治疗进展［J］. 国际眼科杂志，2017，17（5）：891 – 893.

［102］何为兰，李娟. 糖尿病性视网膜病变激光治疗的护理［J］. 现代临床护理，2008，7（6）：26 – 28.

［103］李凤鸣. 眼科全书：上、中、下册［M］. 北京：人民卫生出版社，1996.

［104］林晓峰. 眼科基本技术标准操作流程［M］. 广州：广东科技出版社，2018.

［105］葛坚，刘奕志. 眼科手术学［M］. 3 版. 北京：人民卫生出版社，2015.

［106］蓝育青，赵刚平，余克明. 现代激光角膜屈光手术［M］. 广州：广东科技出版社，2015.

［107］谢立信，史伟云，李莹，等. 激光角膜屈光手术临床诊疗专家共识：2015 年［J］. 中华眼科杂志，2015（4）：249 – 254.

［108］徐乃江，朱惠敏，杨丽，等. 眼整形美容手术［M］. 上海：上海科技教育出版社，2007.

［109］葛兰斯通. 眼睑整形术图解［M］. 赵颖，译. 北京：人民卫生出版社，2006.

［110］徐乃江，朱惠明，杨丽. 实用眼整形美容手术学［M］. 郑州：郑州大学出版社，2003.

［111］于建春，郑海蓉，赵秀兰. 膳食宝塔：少儿篇［M］. 济南：山东大学出版社，2000.

［112］唐仕波，唐细兰. 眼科药物治疗学［M］. 北京：人民卫生出版社，2010.

［113］ JOSEPH L F, MARK D B. Vision rehabilitation preferred practice pattern ［J］. Ophthalmology, 2018, 125 (1): 228 – 278.

［114］ MITCHELL S, BRUCE W. Clinical management of binocular vision: heterophoric, accommodative, and eye movement disorders. ［M］. Pennsylvania: L W & W, 2013.

［115］ TRAVERS P H, STANTON B A. Office workers and video display terminals: physical, psychological and ergonomic factors ［J］. AAOHN Journal, 2002, 50 (11): 489 – 493.

［116］ WENHAN X, JIN Q, YILIN C. Influence of blue light from visual display terminals on human ocular surface ［J］. Chinese Journal of Ophthalmology, 2018, 54 (6): 426 – 431.

［117］ DINA M. Dried up. Too much screen time linked to changes in tears ［J］. Scientific American, 2014, 311 (3): 20.

［118］ SHIGERU N, SHIGERY K. Lacrimal hypofunction as a new mechanism of dry eye in visual display terminal users ［J］. Plos One, 2010, 5 (6): 119.

［119］ PAUL R E, JOHN P. Vaughan & Asbury's general ophthalmology. ［M］. 16th ed. New York: McGraw-Hill Professional, 2003.

［120］ AZARI A, BARNEY N. Conjunctivitis: a systematic review of diagnosis and treatment ［J］. JAMA, 2013, 310 (16): 721 – 729.

［121］ ARIZNZ A, TOM L, ROSE-NUSSBAUMER J. Update on the management of infectious keratitis ［J］. Ophthalmology, 2017, 124 (11): 1678 – 1689.

［122］ ARITA R, FUKUOKA S, MORISHIGE N. Functional morphology of the lipid layer of the tear film ［J］. Cornea, 2017, 25 (3): 11.

［123］ DINA M, SHLOMO V, MICHAEL M, et al. The association of keratoconus with blepharitis ［J］. Clinical Experimental Optometry, 2018, 101 (3): 339 – 344.

［124］ DAVID K W, MICHAEL X, REPKA, et al. Amblyopia preferred practice pattern [J]. Ophthalmology, 2018, 125 (1): 105 – 142.

[125] Writing Committee for the Pediatric Eye Disease Investigator Group. Optical treatment of strabismic and combined strabismic-anisometropic amblyopia [J]. Ophthalmology, 2012, 119 (1): 150.

[126] Pediatric Eye Disease Investigator Group. Treatment of anisometropic amblyopia in children with refractive correction [J]. Ophthalmology, 2006, 113 (6): 895 – 903.

[127] DAVID K, STEPHEN P. Esotropia and exotropia preferred practice pattern [J]. Ophthalmology, 2018, 125 (1): 143 – 183.

[128] JONATHAN M H, MICHAEL X R, RAYMOND T K, et al. The treatment of amblyopia [J]. Strabismus, 2006, 14 (1): 37 – 42.

[129] ROBERT F H, BENJAMIN T, DANIEL H B. Binocular vision in amblyopia: structure, suppression and plasticity [J]. Ophthalmic and Physiological Optics, 2014, 34 (2): 146 – 162.

[130] DAPHNE M, SUZANNE P M. Classification and diversity of amblyopia [J]. Visual Neuroscience, 2018, 35: 12.

[131] EILEEN E B. Amblyopia and binocular vision [J]. Progress in Retinal and Eye Research, 2013, 33: 67 – 84.

[132] ROBERT F H, BENJAMIN T. Amblyopia and the binocular approach to its therapy [J]. Vision Research, 2015, 114: 4 – 16.

[133] LISA A, KATHLEEN W, SIEU K. Optical treatment of amblyopia: a systematic review and meta-analysis [J]. Clinical and Experimental Optometry, 2018, 101 (4): 431 – 442.

[134] MERRICK J M, ALISTAIR R F, CATHERINE E S. The optical treatment of amblyopia [J]. Optometry and Vision Science, 2009, 86 (6): 629 – 633.

[135] JONES-JORDAN L, WALLINE J, MUTTI D, et al. Gas permeable and soft contact lens wear in children [J]. Optometry and Vision Science, 2010, 87 (6): 414 – 420.

[136] SWARBRICK H A. Orthokeratology review and update [J]. Clinical & Expepimental Optometry, 2006, 89 (3): 124 –143.

[137] LIU Y M, XIE P Y. The safety of orthokeratology: a systematic review. [J]. Eye Contact Lens, 2016, 42 (1): 35 –42.

[138] WOODFORD S V, DAVID C M, DEBORAH S J, et al. Safety of overnight orthokeratology for myopia: a report by the American Academy of Ophthalmology [J]. Ophthalmology, 2008, 115 (12): 2301 –2313.

[139] JOSEPH L F, MARK D B. Vision rehabilitation preferred practice pattern [J]. Ophthalmology, 2018, 125 (1): 228 –278.

[140] HOLMES J M, CLARKE M P. Amblyopia [J]. The Lancet, 2006, 367 (9519): 1343 –1351.

[141] STEWART C E, MOSELEY M J, STEPHENS D A, et al. Treatment dose-response in amblyopia therapy: the monitored occlusion treatment of amblyopia study (MOTAS) [J]. Investigative Ophthalmology & Visual Science, 2004, 45 (9): 3048 –3054.

[142] HISCOX F, N, THOMPSON J R, et al. Occlusion for amblyopia: a comprehensive survey of outcome [J]. Eye, 1992, 6 (3): 300 –304.

[143] BHOLA R, KEECH R V, KUTSCHKE P, et al. Recurrence of amblyopia after occlusion therapy [J]. Ophthalmology, 2006, 113 (11): 2097 –2100.

[144] FIELDER A R, IRWIN M, AULD R, et al. Compliance in amblyopia therapy: objective monitoring of occlusion [J]. British Journal of Ophthalmology, 1995, 79 (6): 585 –589.

[145] HOLMES J M, BECK R W, KRAKER R T, et al. Impact of patching and atropine treatment on the child and family in the amblyopia treatment study [J]. Archives of Ophthalmology,

2003, 121 (11): 1625 – 1632.

[146] PILAR C M, ANGEL G M, MARÍA T R. Treatment of accommodative and nonstrabismic binocular dysfunctions: a systematic review [J]. Optometry, 2009, 80 (12): 702 –716.

[147] JAMEEL R H, PRERANA S, KRISHNA K R, et al. Efficacy of vision therapy in children with learning disability and associated binocular vision anomalies [J]. Journal of Optometry, 2018, 11 (1): 40 –48.

[148] BALAMURALI V, KENNETH J C, DIANA P L. Accommodative training to reduce nearwork-induced transient myopia [J]. Optometry and Vision Science, 2009, 86 (11): 1287 – 1294.

[149] MITCHELL S, SUSAN C. Treatment of accommodative dysfunction in children: results from a randomized clinical trial [J]. Optometry and Vision Science, 2011, 88 (11): 1343 –1352.

[150] STERNER B, ABRAHAMSSON M, SJSTRM A. The effects of accommodative facility training on a group of children with impaired relative accommodation: a comparison between dioptric treatment and sham treatment [J]. Ophthalmic and Physiological Optics, 2001, 21 (6): 470 –476.

[151] Convergence Insufficiency Treatment Trial Study Group. Long-term effectiveness of treatments for symptomatic convergence insufficiency in children [J]. Optometry and Vision Science, 2009, 86 (9): 1096 –1103.

[152] MITCHELL S, JANE G, TIANJING LI. Non-surgical interventions for convergence insufficiency [J]. The Cochrane Database of Systematic Reviews, 2011, 16 (3): 67 –68.

[153] DAVID K W, STEPHEN P C. Sotropia and exotropia preferred practice pattern [J]. Ophthalmology, 2018, 125 (1): 143 –183.

[154] PREEYA K G, SHARON F F, PAUL P L. Conformance with

preferred practice patterns in caring for children with esotropia [J].
Journal of Pediatric Ophthalmology and Strabismus, 2010, 47 (3):
145 - 149.

[155] ALEXANDER K C, NIZAR D, NADEEM A. Standardising
reported outcomes of surgery for intermittent exotropia: a systematic
literature review [J]. Strabismus, 2014, 22 (1): 32 - 60.

[156] RUDOLPH S W. Optimal surgical results in infantile exotropia
[J]. Journal of Pediatric Ophthalmology and Strabismus, 2018,
55 (4): 218.

[157] FREDERICK M W, MARK R, DAWN N D. Infantile esotropia:
preferred postoperative alignment [J]. Journal of Pediatric
Ophthalmology and Strabismus, 2009, 46 (2): 70.

[158] STACY L P. Divergence insufficiency esotropia: surgical treatment
[J]. The American Orthoptic Journal, 2015, 65: 35 - 90.

[159] ROBERT P R. Update on accommodative esotropia [J].
Optometry, 2008, 79 (8): 422 - 431.

[160] BRIEN A H, TIMOTHY R F. Global prevalence of myopia and
high myopia and temporal trends from 2000 through 2050 [J].
Ophthalmology, 2016, 123 (5): 1036.

[161] WANG S K, GUO Y F, LIAO C M, et al. Incidence of and
factors associated with myopia and high myopia in chinese children,
based on refraction without Cycloplegia [J]. JAMA
Ophthalmology, 2018, 136 (9): 1017 - 1024.

[162] MORGAN I G, FRENCH A N ASHBY R S, et al. The epidemics
of myopia: aetiology and prevention [J]. Progress in Retinal and
Eye Research, 2018, 62: 134 - 149.

[163] WU P C, HUANG H M. Epidemiology of Myopia [J]. Asia-Pacific
Journal of Ophthalmology, 2016, 5 (6): 386 - 393.

[164] JEFFREY C, ANDREI V T. A review of current concepts of the

ttiology and treatment of myopia [J]. Eye Contact Lens, 2018, 44 (4): 231 – 247.

[165] JUSTIN C S, MARK H R. The association between time spent outdoors and myopia in children and adolescents: a systematic review and meta-analysis [J]. Ophthalmology, 2012, 119 (10): 2141.

[166] MICHAEL X R. Prevention of myopia in children [J]. JAMA, 2015, 314 (11): 1137.

[167] LI D, YI P. The role of outdoor activity in myopia prevention [J]. Eye Science, 2015, 30 (4): 137 – 139.

[168] GIORGIO M, ANTONIO L T, ROBERTO C. Outdoor physical activity bears multiple benefits to health and society [J]. The Journal of Sports Medicine and Physical Fitness, 2019, 59 (5): 868 – 879.

[169] ANDRE E, ALEXANDRE R, BHARATH R, et al. A guide to deep learning in healthcare [J]. Nature Medicine, 2019, 25 (1): 24 – 29.

[170] NAGENDRAN M, CHEN Y, LOVEJOY C, et al. Artificial intelligence versus clinicians: systematic review of design, reporting standards, and claims of deep learning studies in medical imaging [J]. BMJ (Clinical research ed.), 2020, 368: 689.

[171] LONG E P, LIN H T, LIV Z Z, et al. An artificial intelligence platform for the multihospital collaborative management of congenital cataracts [J]. Nature Biomedical Engineering, 2019, 1 (2): 1 – 8.

[172] WANG P, XIAO X, JEREMY G B, et al. Development and validation of a deep learning algorithm for detection of diabetic retinopathy in retinal fundus photographs [J]. Journal of the American Medical Association, 2016, 316 (22): 2402 – 2410.

[173] ABRAMOFF M D, ERGINAY A, et al. Improved automated detection of diabetic retinopathy on a publicly available dataset through integration of deep learning [J]. Investigative Opthalmology & Visual Science, 2016, 57 (13): 5200 – 5206.

[174] BURLINA P M, JOSHI N, PEKALA M, et al. Automated grading of age-related macular degeneration from color fundus images using deep convolutional neural networks [J]. JAMA Ophthalmol, 2011, 135 (11): 1170 – 1176.

[175] DE FAUWJ, LEDSAM J R, ROMERA-PAREDES B, et al, Clinically applicable deep learning for diagnosis and referral in retinal disease [J]. Nature Medicine, 2018, 24 (9): 1342 – 1350.

[176] WU X H, HUNAG Y L, LIU Z Z, et al. Universal artificial intelligence platform for collaborative management of cataracts [J]. British Journal of Ophthalmology, 2019, 103 (11): 1553 – 1560.

[177] TONG Y, LU W, YU Y, et al. Application of machine learning in ophthalmic imaging modalities [J]. Eye and Vision, 2020, 7: 22.

[178] SHIN H C, ROTH M R, GAO M C, et al. Deep convolutional neural networks for computer-aided detection: CNN architectures, dataset characteristics and transfer learning [J]. IEEE Transactions on Medical Imaging, 2016, 35 (5): 1285 – 1298.

[179] TING D, PENG L, VARADARAJAN A V, et al. Deep learning in ophthalmology: the technical and clinical considerations [J]. Progress in Retinal & Eye Research, 2019, 72: 109.

[180] LENASSI E, LIKAR K, STIRN-KRANJC B, et al. VEP maturation and visual acuity in infants and preschool children [J]. DocOphthalmol, 2008 (117): 111 – 120.

[181] WESTALL C A, SHUTE R H. OKN asymmetries in orthoptic patients: contributing factors and effect of treatment [J]. Behavioural Brain Research, 1992, 49 (1): 77 – 84.

［182］ HOLMSTRM G, AZAZI M, JACOBSON L, et al. A population based, prospective study of the development of ROP in prematurely born children in the Stockholm area of Sweden ［J］. British Journal of Ophthalmology, 1993, 77 (7): 417 – 423.

［183］ KLEINSTEIN R N, JONES L A, HULLETT S, et al. Refractive error and ethnicity in children ［J］. Archives of Ophthalmology, 2003, 121 (8): 1141 – 1147.

［184］ KOBAYASHI K, OHNO-MATSUI K, KOJIMA A, et al. Fundus characteristics of high myopia in children ［J］. Japanese Journal of Ophthalmology, 2005, 49 (4): 306 – 311.

［185］ TELLER D Y, MCDONALD M A, PRESTON K, et al. Assessment of visual acuity in infants and children: the acuity card procedure ［J］. Developmental Medicine & Child Neurology, 1986, 28 (6): 779 – 789.